高等院校医学类计算机"十三五"规划教材

医药计算机基础实践教程

屠志青 吴 刚 主 编

曾 萍 张 铭 黄颖琦 副主编

中国铁道出版社有限公司
CHINA RAILWAY PUBLISHING HOUSE CO., LTD.

内 容 简 介

本书以医药计算机应用能力培养为主线，重点在于"应用能力"的提升，针对当前计算机文化基础在医药领域中教育改革的理念与要求，按照主教材《医药计算机基础教程》（屠志青、吴刚主编，中国铁道出版社出版）的知识模块结构编写而成。本书内容包括对主教材各章节知识点和技术的概括和总结，并给出了相关实验的具体步骤和各种类型的练习题，以指导学生理解和掌握主教材的内容。

本书适合作为医药类高等学校非计算机专业计算机基础教材的配套实践教程或作为办公软件自学者的参考用书。

图书在版编目（CIP）数据

医药计算机基础实践教程/屠志青，吴刚主编. —北京：中国铁道出版社，2017.8（2019.12重印）
高等院校医学类计算机"十三五"规划教材
ISBN 978-7-113-23427-0

Ⅰ.①医… Ⅱ.①屠… ②吴… Ⅲ.①计算机应用-医药学-高等学校-教材 Ⅳ.①R319

中国版本图书馆 CIP 数据核字(2017)第 174178 号

书　　名：医药计算机基础实践教程
作　　者：屠志青　吴　刚　主编

策　　划：李志国　　　　　　　　　　　读者热线：（010）63550836
责任编辑：许　璐　冯彩茹
封面设计：刘　颖
责任校对：张玉华
责任印制：郭向伟

出版发行：中国铁道出版社有限公司（100054，北京市西城区右安门西街 8 号）
网　　址：http://www.tdpress.com/51eds/
印　　刷：三河市宏盛印务有限公司
版　　次：2017 年 8 月第 1 版　　2019 年 12 月第 5 次印刷
开　　本：787 mm×1 092 mm　1/16　印张：10　字数：243 千
书　　号：ISBN 978-7-113-23427-0
定　　价：28.00 元

前　言

为了适应医药高等学校大学生对计算机基础知识的了解，提升计算机的应用能力，我们综合多年在计算机教学实践中积累的经验，编写了与《医药计算机基础教程》相配套的实践教程。

本书编写的宗旨是：培养学生的计算机应用能力和解决实际问题的能力。依据是：教育部考试中心制定的《全国计算机等级考试一级 MS Office 考试大纲（2013 年版）》和《全国计算机等级考试二级公共基础知识考试大纲（2013 年版）》。重点要求：在 Windows 7 平台下，突出 Office 2010 办公软件的应用能力，并在此基础上强化计算机基础知识和计算机网络基础等内容；为培养学生的"计算思维"，特增设了软件基础技术的相关内容。本书是融学习指导、实验和练习为一体的实践教程，是对《医药计算机基础教程》各章节知识点的概括和总结；实验环节与理论教学同步，能有效配合理论教学的内容；习题可供学生进行学习评价，是学生总结、复习的实用资料。

本书共 8 章，与主教材相对应：第 1 章计算机与信息技术概述；第 2 章计算机系统基础；第 3 章 Windows 7 操作系统；第 4 章 Word 2010 文字处理软件；第 5 章 Excel 2010 电子表格处理软件；第 6 章 PowerPoint 2010 演示文稿制作软件；第 7 章网络应用基础；第 8 章软件基础技术。

本书具有以下特点：

（1）内容的深度和广度符合最新的国家计算机等级考试要求，并略有提高。

（2）配有大量的实验内容，突出对学生动手能力和应用能力的培养。

（3）配备有多种题型的练习题，供学生进行测试和练习。

本书由屠志青、吴刚担任主编，曾萍、张铭、黄颖琦担任副主编，参编人员有罗莉、侯洪彬、赵梅、李志鹏等。本书在编写过程中得到了中国铁道出版社和编者所在学校的大力支持与帮助，在此表示衷心的感谢。

由于编者水平所限，加之时间仓促，书中难免存在疏漏和不足之处，敬请专家与读者批评指正。

编　者
2017 年 5 月

目　　录

第1章 计算机与信息技术概述

实验 指法练习

一、实验目的

（1）熟悉计算机键盘。

（2）掌握正确的键盘指法，并能利用键盘辅助教学软件（如"金山打字通"）进行指法练习。

（3）提高打字速度。

二、实验知识点

（一）键盘简介

如果把计算机显示器比作手机的屏幕，那么键盘可以比作手机的按键，它是计算机重要的输入设备之一，为标准的输入设备。传统的键盘有101键盘、104键盘、107键盘等，目前在微机上常用的是107键盘。按照功能的不同，可以将键盘分为主键盘区、功能键区、控制键区、数字键区和状态指示灯，如图1-1所示。

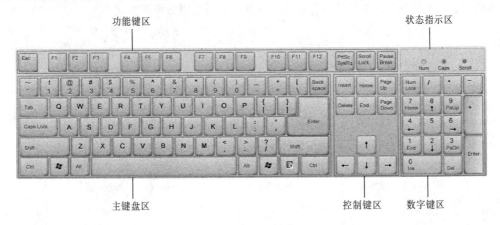

图 1-1　107 键盘

1．主键盘区

键盘中最常用的区域是主键盘区，如图1-2所示。主键盘中的键又分为三大类，即字母键、数字（符号）键和功能键。

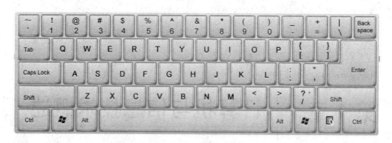

图 1-2　主键盘区

（1）字母键：A～Z 共 26 个字母键。在字母键的键面上标有大写英文字母 A～Z，每个键可打大小写两种字母。

（2）数字（符号）键：共有 21 个键，包括数字、运算符号、标点符号和其他符号，如图 1-3 所示。每个键面上都有上下两种符号，也称双字符键，可以显示符号和数字。上面的一行称为上挡符号，下面的一行称为下挡符号。

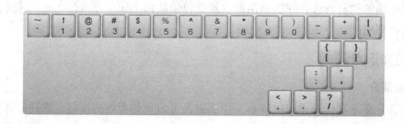

图 1-3　数字（符号）键

（3）功能键：功能键共 14 个，分布如图 1-4 所示。在这 14 个键中，Alt、Shift、Ctrl、Windows 键各有两个，对称分布在左右两边，功能完全一样，只是为了方便操作。

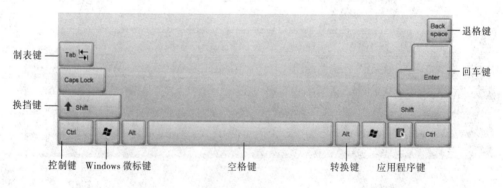

图 1-4　功能键

主键盘区的这些键主要用于在文档中输入数字、文字和符号等文本，下面对几个特殊的键及用法作简单介绍。

① 空格键：是键盘上最长的条形键。每按一下空格键会出现一个空格符。

② Enter：回车键，又称返回键，它主要是用来确定计算机应该执行的操作。在 Word 中每按一次该键，可以换行输入文本。回车键有时与鼠标单击操作相同，如启动 IE 浏览器，在地址栏中

输入准备打开的网址，按回车键可代替单击【转到】按钮的操作。

③ Caps Lock：大写字母锁定键，也叫大小写切换键，位于主键盘区最左边的第三排。该键是一个开关键，用来转换字母大小写状态。每按一次该键，英文大小写字母的状态就改变一次。例如，现在输入的都是英文小写字母，按一下大写字母锁定键之后，输入的就是英文大写字母，再按一下大写字母锁定键，输入的变成小写字母。

大写字母锁定键还有一盏信号灯，如图 1-5 所示，上面标有 Caps Lock 的那盏灯亮就是大写字母状态，灯灭为小写字母状态。键盘的初始状态为英文小写字母状态，按一下该键，键盘右上角的 Caps Lock 指示灯亮，表示已转换为大写状态并锁定，此时在键盘上按任何字母键均为大写字母。如果再按一次该键，Caps Lock 指示灯灭，又变为小写状态。

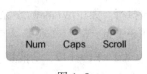

图 1-5

④ Shift：上挡键，也叫换挡键，位于主键盘区的第四排，左右各有一个，主要用于输入符号键和数字键上方的符号。

主键盘区的数字（符号）键，键面上标有上下两种字符，叫双字符，如果直接按下双字符键，屏幕上显示的是下面的那个字符。如果想显示上面的那个字符，可以按住 Shift 键的同时，按下所需的双字符键。例如，如直接按"5"键时，所输入的是该键下半部所标的那个 5。如果按住 Shift 键同时再按下双字符键 5，则输入为键面上半部所标的那个符号，如 Shift + 5 输入%。

换挡键的第二个功能是对英文字母起作用，当键盘处于小写状态时，按住 Shift 键再按字母键，可以输出大写字母。例如，Caps Lock 指示灯不亮时，按 Shift + S 组合键会显示大写字母 S，反之，当键盘处于大写字母状态时，按住 Shift 键再按字母键，可以输出小写字母。

⑤ Ctrl：控制键，一共有两个，位于主键盘区的左下角和右下角。该键不能单独使用，需要和其他键组合使用，能完成一些特定的控制功能。操作时，先按住 Ctrl 键不放，再按其他键，在不同的系统和软件中完成的功能各不相同，如图 1-6 所示。

⑥ Alt，转换键，一共有两个，位于空格键的两侧。Alt 键与 Ctrl 键一样，也不能单独使用，需要和其他键组合使用，可以完成一些特殊功能，在不同的工作环境下，转换键转换的状态也不同，如图 1-6 所示。

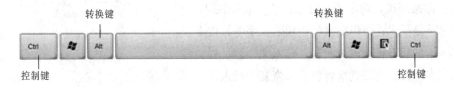

图 1-6　转换键和控制键

⑦ BackSpace，删除键，在主键盘区的右上方。删除当前光标左侧的字符。每按一次该键，删除一个字符。

⑧ Tab 键：制表键，击打一次，屏幕上的光标在现有的位置退后一格。

2. 功能键区

功能键区是键盘最上面的一行按键，包括取消键（Esc）、特殊功能键 F1～F12 键、屏幕硬拷贝键（Print Screen）、滚动显示锁定键（Scroll Lock）和暂停键（Pause），这些按键用于完成一些特定的功能，如图 1-7 所示。

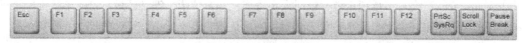

图 1-7　功能键

（1）Esc 键：取消键或退出键，位于键盘的左上角，作用与回车键相反，主要用来取消命令的执行。如在 Windows 7 系统桌面上单击"开始"按钮，弹出"开始"菜单，按 Esc 键即可取消开始菜单。

（2）F1～F12：功能键，一般软件都是利用这些键来充当软件中的功能热键。这些键位于键盘上方中间，被均匀分成三组，在某些应用程序中，指定执行某些特定任务。例如：

F1：帮助键，如在 Windows 系统桌面上按 F1 键可以打开"Windows 帮助和支持中心"窗口。

F2：重命名键，如选中准备重命名的文件按 F2 键即可开始重命名操作。

F3：刷新键，如在 Windows 系统桌面上按 F3 键即可刷新桌面。

（3）Print Screen：屏幕硬拷贝键，在打印机已经联机的情况下，按下该键可以将计算机屏幕的显示内容通过打印机输出。还可以将当前屏幕的内容复制到剪贴板。

（4）Scroll Lock：屏幕滚动显示锁定键，目前该键已经很少使用。

（5）Pause 或 Break：暂停键）：按该键能使得计算机正在执行的命令或应用程序暂时停止工作，直到按任意一个键则继续。另外，按 Ctrl+Break 组合键能中断命令的执行或程序的运行。

3．控制键区

控制键区包括←、↑、→、↓Insert（插入键）、Delete（删除键）、Home（行首键）、End（行尾键）、PageUp（向上翻页键）、PageDown（向下翻页键）共 10 个编辑专用键，位于主键盘区的右侧，包括所有对光标进行操作的按键以及一些页面操作功能键，这些按键用于在进行文字处理时控制光标的位置，如图 1-8 所示。

（1）Insert：插入字符开关键，按一次该键，进入字符插入状态；再按一次，则取消字符插入状态。如在 Word 中默认情况下是插入，可以在文档中输入文字等，按下该键之后 Word 的状态将被改为改写，输入文字后，将会替换后面的文本，再按下该键即可将状态恢复为插入状态。

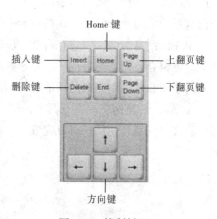

图 1-8　控制键区

（2）Delete：字符删除键，用于删除光标所在位置文本右侧多余的字符。按一次该键，可以删除一个字符。

（3）PageUp：向上翻页键，用于浏览当前屏幕显示的上一页内容。

（4）PageDown：向下翻页键，用于浏览当前屏幕显示的下一页内容。

（5）方向键（←↑→↓）：光标移动键，使光标分别、向上、向下、向左、向右移动一行或位。

（6）Home：按一下这个键可以使光标快速移动到本行的开始。

（7）End：按下这个键可以使光标快速移动到本行的末尾。

4．数字键区

数字键区位于键盘的右侧，又称"小键盘区"，主要是为了输入数据方便，一共 17 个键，其中大部分是双字符键，其中包括 0～9 的数字键和常用的加减乘除运算符号键，这些按键主要用于输入数字和运算符号，如图 1-9 所示。

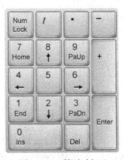

图 1-9　数字键区

（1）NumLock：数字锁定键，位于小键盘区的左上角，相当于上挡键的作用。敲击 NumLock 键可使 NumLock 指示灯亮或灭，当 NumLock 指示灯亮时，表示数字键区的上位字符数字输入有效，可以直接输入数字；再按一下 NumLock 键，指示灯灭，其下位字符编辑区有效，用于控制光标的移动。

小键盘区中的数字键都是双字符键，即每个键都具有两种功能：显示数字和移动光标。想要使其具有数字功能，先按下数字锁定键，屏幕上就可以显示相应的数字。

（2）Ins：插入键，实际上这是个双字符键，上面是数字 0，下面是插入和改写的切换键，功能由 Num Lock 键来决定。

（3）运算符号键：包括加（＋）、减（－）、乘、（＊）、除（／）运算符。

（4）Enter：小回车键，与主键盘区的回车键功能完全相同。

5．状态指示区

状态指示区位于数字键区的上方，包括 3 个状态指示灯，用于提示键盘的工作状态，如图 1-10 所示。

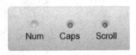

图 1-10　状态指示区

（二）键盘的指法

键盘指法是最基本的计算机操作技能。它要求操作者用双手迅速而有节奏地弹击按键，运用十个手指击键的方法，即规定每个手指分工负责击打哪些键位，以充分调动十个手指的作用，并实现不看键盘地输入（盲打），从而提高击键的速度。正确的指法是提高操作输入速度的关键，初学者从一开始就应该严格要求自己，掌握正确的键盘操作指法和打字姿势。键盘指法示意图如图 1-11 所示。

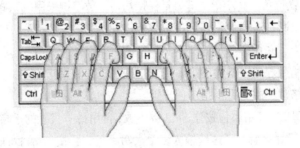

图 1-11　键盘指法示意图

（1）基准键

A、S、D、F 和 J、K、L、；称为基准键。在开始击键前和完成击键后，手指都应保持在基准键位置，即左手小指击 A 键，左手无名指击 S 键，以此类推，如图 1-12 所示。

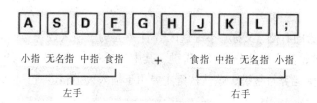

图 1-12　基准键

（2）键位及手指分工

实现盲打的关键是对十指进行合理分工。输入时，左右手的 8 个手指头（大拇指除外）从左至右自然平放在这 8 个基准键位上，拇指放在空格键上，十指分工，包键到指，分工明确。每个手指除了指定的基准键外，还分工有其他字键，称为它的范围键。

键盘的打字键区分成两个部分，左手击打左部，右手击打右部，且每个字键都有固定的手指负责，如图 1-13 所示。

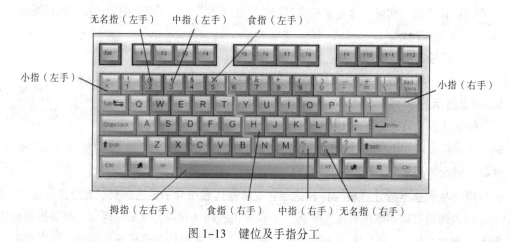

图 1-13　键位及手指分工

（3）指法练习技巧

在击键时，眼睛要看着稿纸或屏幕，左右手指自然弯曲放在基准键上，击完它迅速返回基准键原位，食指击键要注意键位角度，小指击键力量保持均匀，数字键采用跳跃式击键。具体要点是：

① 击键应轻快、果断、有弹性，切记摸索着按键。

② 击键力度要适当，并保持一定的节奏。

③ 击键时手指应稍微弯曲，指尖后第一关节应近乎垂直地用指尖击键。

④ 用拇指侧击空格键，用右手小指击回车键。

⑤ 要输入大写字母时，可用小指按住 Shift 键不放，再用另一只手的手指按字母键；或按 Caps Lock 键让 Caps Lock 指示灯亮后，可连续输入多个大写字母，再按 Caps Lock 键让 Caps Lock 指示灯灭后，恢复为小写字母输入。

（4）打字姿势

打字之前一定要端正坐姿，如图 1-14 所示。如果坐姿不正确，不但会影响打字速度的提高，还很容易疲劳出错。

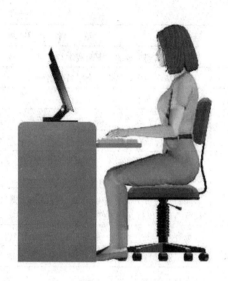

图 1-14　打字姿势

正确坐姿如下：

（1）两脚放平，腰部挺直，两臂自然下垂，两肘贴于腋边。

（2）身体可以略微倾斜，离键盘的距离为 20～30 cm。

（3）打字的材料或文稿放在键盘左边，或用专用夹夹在显示器旁边。

（4）打字时眼观文稿，身体不要跟着倾斜。

总之，键盘指法需要经过不断的训练才能熟能生巧。

三、实验内容与步骤

（一）认识键盘上的键位分布

键盘各部分的组成、功能和使用方法如表 1-1 所示。

表 1-1　键盘键的功能与分类

类　型	键　名	符　号　及　功　能
字符键	字母键	26 个英文字母（A～Z）
	数字键	10 个数字（0～9），每个数字键和一个特殊字符共用一个键
	回车键	键上标有 Enter 或 Return，按下此键，标志着命令或语句输入结束
	退格键	标有←或 Backspace，使光标向左退回一个字符的位置
	空格键	位于键盘下方的一个长键，用于输入空格
	制表键	标有 Tab。每按一次，光标向右移动一个制表位（制表位长度由软件定义）
数字/ 编辑键	光标键	小键盘区的光标键具有两种功能，既能输入数字，又能移动光标，通过 NumLock 键来切换
	箭头键	光标上移或下移一行，左移或右移一个字符的位置

续表

类　型	键　名	符　号　及　功　能
数字/编辑键	Home 键	将光标移到屏幕的左上角或本行首字符
	End 键	将光标移到本行最后一个字符的右侧
	Page Up 和 PageDown 键	上移一屏和下移一屏
	插入键 Insert	插入编辑方式的开关键，按一下处于插入状态，再按一下，解除插入状态
	删除键 Del(Delete)	删除光标所在处的字符，右侧字符自动向左移动
控制键	Ctrl	此键必须和其他键配合使用才起作用，如 Ctrl+Break 是中断或取消当前命令的执行
	Alt	此键一般用于程序菜单控制、汉字输入方式转换等。例如，在 Word 编辑环境下，按 Alt+F 可以打开"文件"菜单
	换挡键	标有 Shift 键。此键一般用于输入上挡键字符或字母大小写转换
	Esc 键	用于退出当前状态进入另一状态或返回系统
	Caps Lock 键	大写或小写字母的切换键
	Print Screen 键	将当前屏幕信息直接输出到打印机上打印，即所谓的屏幕硬拷贝
	Pause 键	用于暂停命令的执行，按任意键继续执行命令
	Scroll Lock 键	滚动锁定键，按一次该键后，光标上移键和光标下移键会将屏幕上的内容上移一行或下移一行
功能键	包括 F1～F12 键	其功能随操作系统或应用程序的不同而不同，如在 Windows 系统中按 F1 键表示进入系统帮助窗口

（二）键盘的使用

使用键盘时应注意正确的按键方法。在按键时，手抬起，伸出要按键的手指，在键上快速击打一下，不要用力太猛，更不要按住一个键长时间不放。在按键时手指也不要抖动，用力一定要均匀。在进行输入时，正确姿势是坐势端正、腰背挺直、两脚平稳踏地；身体微向前倾、双肩放松、两手自然地放在键盘上方；大臂和小肘微靠近身体、手腕不要抬得太高，也不要触到键盘；手指微微弯曲，轻放在导键上，右手拇指稍靠近空格键。

1. 基准键指法定位练习

熟练的指法是计算机输入的钥匙，要掌握这门技术，必须遵守操作规范，按训练步骤循序渐进地练习。其步骤如下：

（1）将手放在键盘上，每一根手指都放在其规定对应的按键上。

打字时将左手小指、无名指、中指、食指分别置于 A、S、D、F 键上，右手食指、中指、无名指、小指分别置于 J、K、L、；键上，左右拇指轻置于空格键上，F、J 键为盲打定位键。固定好手指位置后，不得随意离开，在打字过程中，离开基本键位置去击打其他键，击键完成后，手指应立即返回到对应的基本键上。

- 左手小指：`、1、Q、A、Z。
- 左手无名指：2、W、S、X。
- 左手中指：3、E、D、C。
- 左手食指：4、5、R、T、F、G、V、B。

- 左右手拇指：空格键。
- 右手食指：6、7、Y、U、H、J、N、M。
- 右手中指：8、I、K、，。
- 右手无名指：9、O、L、.。
- 右手小指：0、-、=、P、[、]、;、'、/、\。

手指在键盘上的分工如图 1-15 所示。

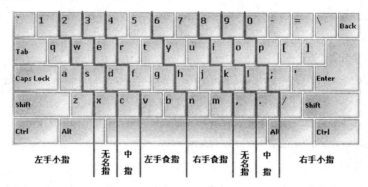

图 1-15　手指在键盘上的分工

（2）练习击键。

例如要击打 R 键，方法是先提起左手约离键盘 2 cm，向下击键时食指向下弹击 R 键，其他手指同时稍向上弹开，击键要能听见响声。单击其他键也用类似打法。形成正确的习惯很重要，错误的习惯则很难改正。

（3）练习熟悉 8 个基本键（ASDFJKL）的位置。保持左手负责键盘左半部分，右手负责键盘右半边部分。

① aaaa ssss dddd ffff jjjj kkkk llll ；；；；ffff jjjj dddd kkkk ssss llll aaaa ；；；；llll kkkk llll ffff dddd ssss aaaa aaaa ssss dddd ffff kkkk ffff dddd kkkk ssss aaaa ；；；；kkkk ffff dddd aaaa。

② dfdf jkjk asas l;l;dfdf jkjk asas l;l;dfdf jkjk asas l;l;dfdf jkjk asas lada lada lada jdsf jdsf jdsf askl askl sadj sadj sadj sada dsda dsda dsda lass lass kaka kaka kaka。

③ aada sjsk dfak aslk ll;; ;1;1 jkfi afak kdsf kjad dsdd fsaf aaad dfss sl;; fjas kk;;kk;; saad　skdf akas lkll s;1;1jkj jafa kdsf adff dsdd fsaf aaad dfss sl;; dakk。

2．非基准键指法练习

例如要打 W 键，方法是先提起左手约离键盘 2 cm，整个左手稍向前移，同时用无名指向下弹击 W 键，同一时间其他手指稍向上弹开，击键后 4 个手指迅速回位，注意右手不要动，其他键类似打法，注意体会。

（1）EIRU 键练习。

① eeee iiii eeee iiii eiei eiei ieie ieie rrrr uuuu rrrr uuuu ruru urur urur erer uiui erer uiui。

② el；；ksfe lili kd;d ljsk ;lfs fill ll;j jkfi ijdk l;k; ae;l jfil jfil ldfe ilea lijd dfjj udjr jrss s;uf sudd lrrf r;sl re;l jjaj sejs flau adlk dksd akkd draj。

（2）GHTY 键练习。

① gggg hhhh ghgh ghgh hghg tttt yyyy tttt yyyy tttt yyyy tyty tyty ytyt ytyt yhyh tgtg yhyh tgtg hyhy gtgt。

② dddf ardj fggr ;usk hlks ufhf lu;d egih klfa nihh daha 1ihe gthu ilgh etur arul isgi gstd srlj edej sekl aehk rkaa gsiy yegu。

（3）QWOP 键练习。

① qqqq wwww qqqq wwww oooo pppp oooo pppp qwqw qwqw wqwq opop popo pqpq owow pwpw pwpw qoqo qoqo

② psik fpur r;th uels pgoq jswf j;wf ukew　krhe khjq　opqp regd ptkg fuwd gfyi tokg lerg krid twus lsek lela ifah kisk oufo twew jppo

（4）CVM 键练习。

① cccc vvvv mmmm cccc vvvv mmmm cccc vvvv cvcv cmcm vmvm cvcv vmvm　mvmv cmcm mcmc cmcm mcmc

② kcfk mdgw latc kthu goac dqey oeuf rulp feir vqkf slht flra hkjy kumk wrrc hvvs kdmp evso wool mam；utmo iams cttl uoam jtwo amkj saht lvua tetw

（5）ZXBN 键练习。

① zzzz xxxx zzzz xxxx bbbb nnnn bbbb nnnn zxzx nbnb nbnb xzxz bnbn xzxz bnbn nznz nznz nxnx nxnx xbxb xbxb xnxn xbxb

② bbkf cnfc ;thn hdvf idvg pqie uwsc bntq qzfn odit lwin uxkk ihbw qbrb nlxh eld; dhbz xhbx etec vlha bzhv jwtt hzdt vljg bcpl

（6）在 Word 文档中输入 26 个英文字母。

（7）在 Word 文档中，正确输入下列内容：aaaa bbbb cccc dddd eeee ffff gggg hhhh iiii jjjj kkkk llll mmmm nnnn oooo pppp qqqq rrrr ssss tttt uuuu vvvv wwww xxxx yyyy zzzz。

按 CapsLock 键切换到大写状态（CapsLock 指示灯亮），并输入以下内容：

AAAA BBBB CCCC DDDD EEEE FFFF GGGG IIII JJJJ KKKK LLLL MMMM NNNN OOOO PPPP QQQQ RRRR SSSS TTTT UUUU VVVV WWWW XXXX YYYY ZZZZ

AaAa BbBb CcCc DdDd EeEe FfFf GgGg HhHh IiIi JjJj KkKk LlLl MmMm NnNn OoOo PpPp QqQq RrRr SsSs TtTt UuUu VvVv WwWw XxXx YyYy ZzZz

There are moments in life when you miss someone so much that you just want to pick them from your dreams and hug them for real! Dream what you want to dream;go where you want to go;be what you want to be,because you have only one life and one chance to do all the things you want to do.

（8）在 Word 文档中，正确输入下列内容（在上面的指法有了一定基础的情况下，为了提高录入速度，在以下短文的录入过程中，同一手指可以连续击两个甚至更多的键，再一起回到基准键位）：

Love Your Life

Henry David ThoreauHowever mean your life is,meet it and live it ;do not shun it and call it hard names.It is not so bad as you are.It looks poorest when you are richest.The fault-finder will find faults in paradise.Love your life,poor as it is.You may perhaps have some pleasant,thrilling,glorious hourss,even in a poor-house.The setting sun is reflected from the windows of the alms-house as brightly as from the rich man's abode;the snow melts before its door as early in the spring.I do not see but a quiet mind may live as contentedly there,and have as cheering thoughts,as in a palace.The town's poor seem to me often to live the most independent lives of any.Maybe they are simply great enough to receive without misgiving.Most think that they are above being supported by the town;but it often happens that they are not above supporting themselves by dishonest means.which should be more disreputable.Cultivate poverty like a garden herb,like sage.Do not trouble yourself much to get new things,whether clothes or friends,Turn the old,return to them.Things do not change;we change.Sell your clothes and keep your thoughts.

（9）在 Word 文档中，正确输入下列数字及符号：

1111 2222 3333 4444 5555 6666 7777 8888 9999 0000 0123456789 9876543210 _1186 168.4+25.6=194 1/4 2% 3^2 @9 *!"

（10）在 Word 文档中，正确输入以下内容：

～～～～ !!!! @@@@ #### $$$$ %%%% ^^^^ &&&& **** (((( )))) ---- ____ ==== ++++ [[[[ ]]]] {{{{ }}}} \\\\|||| :::: ;;;; ''"" """"",,,, <<<< .... >>>> //// ????

1uW2'Y#|VwTXVBqF9SgAytf]PzBre/A@=2O42bcm[qjm>`';*N@oka4sA&#Rb'Hl=7^Y4EEQ8#uq}Dp /^Lfk}F+YVL=/#;yY

（11）选择一款指法练习软件（如金山打字通），进行指法训练。

习 题

一、选择题

1. 世界上首先实现存储程序的电子数字计算机是（   ）。

    A. ENIAC   B. UNIVAC   C. EDVAC   D. EDSAC

2. 计算机科学的奠基人是（   ）。

    A. 查尔斯·巴贝奇   B. 图灵   C. 阿塔诺索夫   D. 冯·诺依曼

3. 世界上首次提出存储程序计算机体系结构的是（   ）。

    A. 艾仑·图灵   B. 冯·诺依曼   C. 莫奇莱   D. 比尔·盖茨

4. 计算机所具有的存储程序和程序原理是（   ）提出的。

    A. 图灵   B. 布尔   C. 冯·诺依曼   D. 爱因斯坦

5. 电子计算机技术在半个世纪中虽有很大进步，但至今其运行仍遵循着一位科学家提出的基本原理，他就是（   ）。

    A. 牛顿   B. 爱因斯坦   C. 爱迪生   D. 冯·诺依曼

6. 目前制造计算机所采用的电子器件是（   ）。

    A. 晶体管   B. 超导体

    C. 中小规模集成电路   D. 超大规模集成电路

7. 在计算机应用领域里，（   ）是其最广泛的应用方面。

    A. 过程控制   B. 科学计算   C. 数据处理   D. 计算机辅助系统

8. 1946 年第一台计算机问世以来，计算机的发展经历了 4 个时代，它们是（   ）。

    A. 低档计算机、中档计算机、高档计算机、手提计算机

    B. 微型计算机、小型计算机、中型计算机、大型计算机

  C. 组装机、兼容机、品牌机、原装机

  D. 电子管计算机、晶体管计算机、小规模集成电路计算机、大规模及超大规模集成电路计算机

9. CAD 是计算机的主要应用领域，它的含义是（　　　　）。

  A. 计算机辅助教育 B. 计算机辅助测试 C. 计算机辅助设计 D. 计算机辅助管理

10. 下列数据中，有可能是八进制数的是（　　　　）。

  A. 488   B. 317   C. 597   D. 189

11. 与十进制 36.875 等值的二进制数是（　　　　）。

  A. 110100.011 B. 100100.111 C. 100110.111 D. 100101.101

12. 八进制数 64.3 等值的二进制数是（　　　　）。

  A. 110100.011 B. 100100.111 C. 100110.111 D. 100101.101

13. 与十六进制数 26.E 等值的二进制数是（　　　　）。

  A. 110100.011 B. 100100.111 C. 100110.111 D. 100101.101

14. 下列逻辑运算结果不正确的是（　　　　）。

  A. $0+0=0$ B. $1+0=1$ C. $0+1=0$ D. $1+1-1$

15. 计算机采用二进制最主要的理由是（　　　　）。

  A. 存储信息量大   B. 符合习惯

  C. 结构简单运算方便   D. 数据输入、输出方便

16. 在不同进制的四个数中，最小的一个数是（　　　　）。

  A. $(1101100)_2$ B. $(65)_{10}$ C. $(70)_8$ D. $(A7)_{16}$

17. 根据计算机的（　　　），计算机的发展可划分为四代。

  A. 体积   B. 应用范围   C. 运算速度   D. 主要元器件

18. 1 GB 等于（　　　　）。

  A. 1 024 × 1 024 字节 B. 1 024 MB C. 1 024 M 二进制位 D. 1 000 MB

19. 在计算机内部，用来传送、存储、加工处理的数据或指令都是以（　　　　）形式进行的。

  A. 二进制码   B. 拼音简码   C. 八进制码   D. 五笔字型码

20. 第四代计算机是（　　　　）计算机。

  A. 电子管   B. 晶体管   C. 集成电路   D. 大规模集成电路

21. 下列除（　　　　）外均是未来计算机的发展趋势。

  A. 微型化   B. 巨型化

  C. 功能简单化   D. 网络化、多媒体化和智能化

22. 目前计算机病毒对计算机造成的危害主要是通过（　　　　）实现的。

  A. 腐蚀计算机的电源   B. 破坏计算机的程序和数据

  C. 破坏计算机的硬件设备   D. 破坏计算机的软件与硬件

23. 下面是有关计算机病毒的说法，其中（　　　　）不正确

  A. 计算机病毒有引导型病毒、文件型病毒、复合型病毒等

  B. 计算机病毒中也有良性病毒

  C. 计算机病毒实际上是一种计算机程序

  D. 计算机病毒是由于程序的错误编制而产生的

24. 计算机中的所有信息都是以（　　）的形式存储在机器内部的。

    A. 字符　　　　　　　B. 二进制编码　　　　C. BCD 码　　　　　　D. ASCII 码

25. 在计算机内，多媒体数据最终是以（　　）形式存在的。

    A. 二进制代码　　　　B. 特殊的压缩码　　　C. 模拟数据　　　　　D. 图形

26. 在微机中，bit 的中文含义是（　　）。

    A. 二进制位　　　　　B. 双字　　　　　　　C. 字节　　　　　　　D. 字

27. 计算机中字节是常用单位，它的英文名字是（　　）。

    A. Bit　　　　　　　　B. byte　　　　　　　C. bout　　　　　　　D. baut

28. 计算机存储和处理数据的基本单位是（　　）。

    A. bit　　　　　　　　B. Byte　　　　　　　C. GB　　　　　　　　D. KB

29. 1 字节表示（　　）位。

    A. 1　　　　　　　　　B. 4　　　　　　　　　C. 8　　　　　　　　　D. 10

30. "冯·诺依曼计算机"的体系结构主要分为（　　）五大组成。

    A. 外部存储器、内部存储器、CPU、显示器、打印机

    B. 输入、输出、运算器、控制器、存储器

    C. 输入、输出、控制、存储、外设

    D. 都不是

31. 计算机中存储信息的最小单位是（　　）。

    A. 字　　　　　　　　B. 字节　　　　　　　C. 字长　　　　　　　D. 位

32. 计算机病毒是一个在计算机内部或系统之间进行自我繁殖和扩散的（　　）。

    A. 文档文件　　　　　B. 机器部件　　　　　C. 微生物病毒　　　　D. 程序

33. 计算机病毒是一个在计算机内部或系统之间进行自我繁殖和扩散的程序，其自我繁殖是指（　　）。

    A. 复制　　　　　　　　　　　　　　　B. 移动

    C. 人与计算机间的接触　　　　　　　　D. 程序修改

34. 计算机病毒是一种（　　）。

    A. 程序　　　　　　　B. 电子元件　　　　　C. 微生物病毒体　　　D. 机器部件

35. 计算机病毒主要会造成下列（　　）的损坏。

    A. 显示器　　　　　　　　　　　　　　B. 电源

    C. 磁盘中的程序和数据　　　　　　　　D. 操作者身体

36. 计算机病毒主要是通过（　　）传播的。

    A. 磁盘与网络　　　　B. 微型物病毒体　　　C. 人体　　　　　　　D. 电源

37. 下列叙述正确的是（　　）。

    A. 信息技术就是现代通信技术

    B. 信息技术是有关信息的获取、传递、存储、处理、交流和表达的技术

    C. 微电子技术与信息技术是互不关联的两个技术领域

    D. 信息技术是处理信息的技术

38. 数字符号 0～9 是十进制的数码，全部数码的个数称为（　　）。

A. 码数   B. 基数   C. 位权   D. 符号数

39. 在微机中，应用最普遍的字符编码是（   ）。

     A. ASCII 码   B. BCD 码   C. 汉字编码   D. 补码

40. 在微机中，存储容量为 5 MB，指的是（   ）。

     A. $5 \times 1000 \times 1000$ 个字节   B. $5 \times 1000 \times 1024$ 个字节

     C. $5 \times 1024 \times 1000$ 个字节   D. $5 \times 1024 \times 1024$ 个字节

二、判断题

1. 冯·诺依曼原理是计算机的唯一工作原理。   （   ）

2. 我国开始计算机的研究工作是 1956 年。   （   ）

3. 第三代计算机的逻辑部件采用的是小规模集成电路。   （   ）

4. 字节是计算机中常用的数据单位之一，它的英文名字是 byte。   （   ）

5. 计算机发展的各个阶段是以采用的物理器件作为标志的。   （   ）

6. 常见的键盘有 101 键盘和 104 键盘。   （   ）

7. 在计算机中数据单位 bit 的意思是字节。   （   ）

8. 计算机中所有信息都是以二进制形式存放的。   （   ）

9. 八进制基数为 8，因此在八进制数中可使用的数字符号是 0,1,2,3,4,5,6,7,8。 （   ）

10. 二进制数 10111101110 转换成八进制数是 2756。   （   ）

11. 十进制转换成非十进制时，整数部分采用"乘基数取整"的方法。   （   ）

12. 为简化二进制数才引入了十六进制数，其实机器并不能直接识别十六进制数。 （   ）

13. 在计算机中，1024B 称为 1 KB。   （   ）

14. 第二代电子计算机的主要元件是晶体管。   （   ）

15. 在计算机中，1 KB 大约可以存储 1 000 个汉字。   （   ）

16. 在计算机中，1 GB 表示 1024 MB 个汉字。   （   ）

17. 第三代电子计算机主要采用超大规模集成电路元件制造成功。   （   ）

18. 1 MB 就是 1024×1024 B。   （   ）

19. 八进制数转换成二进制数的方法为每位 8 进制数用 3 位二进制数代替。 （   ）

20. 在微型计算机的汉字系统中，一个汉字的内码占 2 个字节。   （   ）

21. 进位计数涉及两个基本问题：基数与各数位的位权。   （   ）

22. 在计算机内，二进制位是数据的最小单位。   （   ）

23. 十进制数 58 转换成二进制数是 $(111010)_2$。   （   ）

24. 基本 ASCII 码包含 128 个不同的字符。   （   ）

25. 只要有了杀毒软件，就不怕计算机被病毒感染。   （   ）

26. 一个正数的反码与其原码相同。   （   ）

27. 世界上公认的第一台电子计算机于 1946 年，在美国诞生。   （   ）

28. 计算机中表示存储空间大小的最基本的容量单位，称为字节，用英文 Byte 来表示。   （   ）

29. 计算机病毒有六个显著的特点，它们分别是隐蔽性、传染性、潜伏性、非法性与寄生性和破坏性。   （   ）

30. 计算机主要应用于科学计算、信息处理、过程控制、辅助系统和通信领域。　　（　　　）

三、问答题

1. 简述计算机的发展情况。
2. 计算机的特点包括哪些？
3. 简述计算机的分类。
4. 简述计算机的应用领域。
5. 什么是计算机病毒？计算机病毒有什么特点？
6. 计算机病毒有哪些传播途径？如何预防计算机病毒？
7. 简述计算机病毒的基本特征，列出几种你所知道的计算机病毒。
8. 简述字节、字、字长的概念以及它们之间的换算关系。
9. 简述计算机的发展趋势是什么？
10. 什么是信息？什么是数据？两者有何关系？

第 2 章 | 计算机系统基础

实验　PC 硬件系统组装

一、实验目的

（1）熟悉 PC 硬件系统的构成，掌握 PC 的硬件组装技术。

（2）通过计算机的组装，了解微机的功能部件。

二、实验知识点

1．计算机的组成

（1）PC 是由主机箱、显示器、键盘和鼠标，以及其他外围设备构成。

（2）主机箱内包含主板、CPU、内存、电源、显卡和外存储设备（硬盘、光盘驱动器）等。

2．注意事项

（1）安装机器前应用手触摸一下墙、水管等接地体，以释放身体上的静电。

（2）禁止带电操作。

（3）对各个配件须轻拿轻放。

（4）严禁液体进入计算机内部的板卡，避免头上的汗水滴落到机箱内。

（5）应仔细查阅配件说明书，采用正确的安装方法，切不可强行安装，以避免配件引脚折断或变形。

三、实验内容与步骤

1．准备工作

（1）准备计算机组装用工具：磁性十字螺丝刀、磁性一字螺丝刀、镊子、钳子、散热膏、电源排型插座等。

（2）准备好组装用的计算机配件：主机箱、主板、CPU、CPU 风扇、内存条、电源、硬盘、光驱、显卡、显示器、键盘、鼠标、电源线、数据线等。

2．组装过程

（1）安装 CPU

拉开主板 CPU 插座上的锁杆，与插座成 90°角，以便 CPU 能够插入处理器插口；然后将 CPU 上针脚有缺针的部位对准插座上的缺口，慢慢放下 CPU（只有方向正确才能插进插槽中）；最后按下锁杆，锁住 CPU（见图 2-1）。为了保证散热良好，通常在 CPU 核心表面均匀地涂抹散热膏。

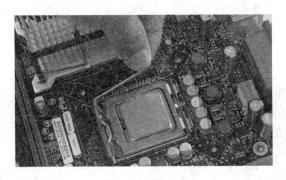

图 2-1　安装 CPU

（2）安装 CPU 风扇

　　首先将散热片妥善固定在支撑结构上（不同散热片的固定方法不同，但一定要与 CPU 表面紧密接触，同时要牢牢固定，不能晃动，如图 2-2 所示）；然后将散热风扇安装在散热片的顶部；最后把风扇的电源线接到主板上 CPU 风扇电源的接头上（见图 2-3）。

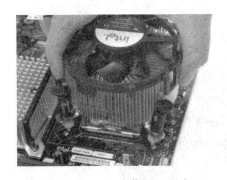

图 2-2　安装 CPU 风扇

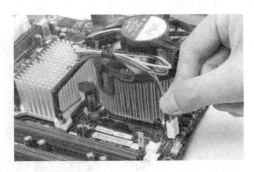

图 2-3　连接风扇电源线

（3）安装内存条

　　先用手将主板上内存插槽两端的白色扣具向两边扳开；然后将内存平行放入内存插槽中（内存插槽使用了防呆式设计，反方向无法插入，在安装时可以对应一下内存与插槽上的缺口），用大拇指按住内存条的两头，用力往下按，听到"啪"的一声响后，即说明内存安装到位；最后合上两端的白色扣具，以确保内存条被固定住（见图 2-4）。

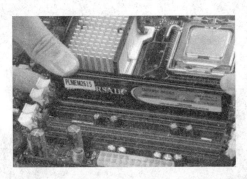

图 2-4　安装内存条

（4）安装主机电源

将电源放进机箱的电源槽，并将电源上的螺丝固定孔与机箱上的固定孔对正，然后将螺丝拧紧（见图2-5）。

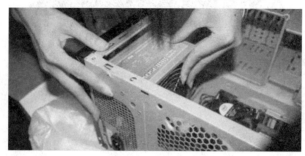

图 2-5　安装电源

（5）安装主板

双手托起主板，将丰板倾斜放入机箱，将主板上的 I/O 接口区对准机箱背面的 I/O 接口孔，然后放平主板。调整主板位置，最后拧紧螺丝，固定主板（见图2-6）。

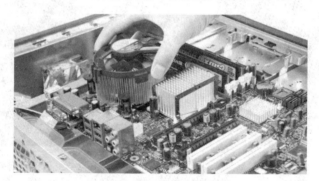

图 2-6　安装主板

（6）安装硬盘

将硬盘放入专门固定硬盘的安装架中，用专门的硬盘螺丝将硬盘固定在硬盘架上，至少需要两颗螺丝（见图2-7）。

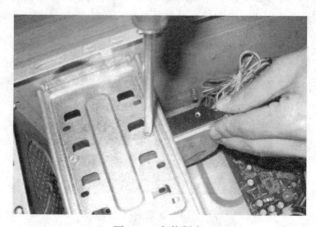

图 2-7　安装硬盘

（7）安装光驱（见图 2-8）

硬盘是从机箱内部安装，而光驱要从机箱外部安装。安装光驱时，首先要把机箱前部与光驱相对应位置上的塑料挡板取下；再用手托住光驱，有标签的一面朝上，后端对准机箱内部，从取掉塑料挡板后的缺口处平行地将光驱推入；然后可前后调整光驱位置，使光驱面板与机箱前面板对齐，并使光驱的螺孔与托架的固定孔对齐；最后拧紧螺丝即可。

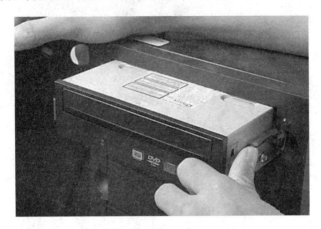

图 2-8　安装光驱

（8）安装显卡（见图 2-9）

取下机箱内后部与显卡插槽对应的金属挡片；将显卡插脚对准相应插槽，显卡的金属挡板对准机箱挡片孔，双手均匀用力将显卡压入槽中；在显卡挡板上拧上螺丝，使显卡牢靠地固定在机箱上。

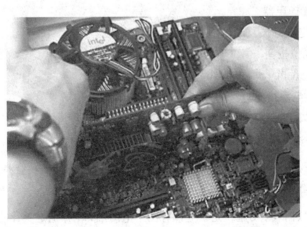

图 2-9　安装显卡

（9）连接机箱内的各种连线

① 连接 ATX 电源连线。ATX 电源有 3 种输出接头，一个比较大的是主板电源插头，连接时只要将插头对准主板上的电源插座插到底即可。

几个四芯的插头是连接硬盘、光驱的，连接时保证插头和插座的缺角相吻合，并用力插到底即可。

最小的一个插头是连接软驱的电源接头，因现在一般不再安装软驱，所以闲置不用。

ATX 电源插头示意图如图 2-10 所示。

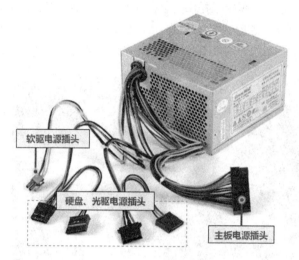

图 2-10　ATX 电源插头示意图

② 连接主板信号线和控制线。主板信号线和控制线包括电源开关控制线、电源指示灯线、复位控制线、硬盘指示灯线、PC 扬声器线、USB 信号线等。

a. USB 信号线：大多数主板都可提供多个 USB 接口，需要将机箱上的 USB 接口信号线连接到主板。

b. 各种控制线和指示灯线。机箱上提供的信号线插头上的标注及其含义如下：

● SPEAKER：PC 扬声器。

● POWER SW：电源开关。

● RESET SW：复位按钮。

● H.D.D LED：硬盘指示灯。

● POWER LED：电源指示灯。

在主板上找到与以上控制信号线对应的跳线（通常它们被集中安排在主板的边沿处，并标有相应的名称），把信号线插头分别插到对应的插针上。

注意：扬声器线、电源开关线和复位按钮线没有正负极之分，但硬盘指示灯和电源指示灯则要区分正负极，通常白色线为负极、红色线为正极。

c. 连接主板上的数据线。硬盘和光驱上都有两个电缆插口，分别是 7 针的数据线插口和 SATA 专用的 15 针电源线插口，它们都是扁平开关的，具有防呆设计，这样在非暴力情况下，就不会出现插入错误的现象；这里只要将数据线与电源线分别插入各自相应的位置即可。

（10）外设连接

机箱的后背板上一般都标有外设部件连接的示意图标，按照指示，可连接如电源线、鼠标、键盘、显示器、网线等外围设备。

（11）通电调试

确认整机部件无物理故障后，加装机箱盖，硬件装配完毕，即可加电调试并安装操作系统和应用软件。

习　题

一、选择题

1. 目前大多数计算机以科学家冯·诺依曼提出的（　　　）设计思想为理论基础。

　　A. 布尔代数　　　　　B. 存储程序　　　　　C. 二进制计数　　　　D. 超线程技术

2. 一个完整的计算机系统应分为（　　　）。

　　A. 内存和外设　　　　　　　　　　　B. 运算器和控制器

　　C. 主机和外设　　　　　　　　　　　D. 软件系统和硬件系统

3. 微型计算机的性能指标主要取决于（　　　）。

　　A. CPU　　　　　　　B. 内存　　　　　　　C. 主板　　　　　　　D. 总线

4. 根据所传递的内容与作用的不同，将系统总线分为数据总线、地址总线和（　　　）。

　　A. 内部总线　　　　　B. 外部总线　　　　　C. 控制总线　　　　　D. I/O 总线

5. 中央处理器 CPU 的主要部件是（　　　）。

　　A. 控制器和寄存器　　B. 运算器和控制器　　C. 控制器和内存　　　D. 运算器和内存

6. CPU 中运算器的主要功能是（　　　）。

　　A. 算术运算　　　　　B. 函数运算　　　　　C. 逻辑运算　　　　　D. 算术运算和逻辑运算

7. CPU 中控制器的主要功能是（　　　）。

　　A. 进行逻辑运算　　　　　　　　　　B. 进行算术运算

　　C. 只控制 CPU 的工作　　　　　　　D. 分析指令并发出相应的控制信号

8. 微型计算机硬件系统的基本组成是（　　　）。

　　A. CPU、硬盘驱动器、显示器、键盘、鼠标

　　B. CPU、输入设备、输出设备

　　C. 主板、CPU、内存、硬盘、显示器

　　D. 运算器、控制器、存储器、输入设备、输出设备

9. 计算机软件系统通常分为（　　　）两大类。

　　A. 系统软件、数据库软件　　　　　　B. 语言软件、操作软件

　　C. 系统软件、应用软件　　　　　　　D. 用户软件、系统软件

10. 在计算机中，存储信息速度最快的设备是（　　　）。

　　A. 内存　　　　　　　B. 高速缓存　　　　　C. 硬盘　　　　　　　D. 光盘

11. 配置高速缓冲存储器（Cache）是为了解决（　　　）。

　　A. 内存与辅助存储器之间速度不匹配的问题

　　B. CPU 与辅助存储器之间速度不匹配的问题

　　C. CPU 与内存储器之间速度不匹配的问题

　　D. 主机与外设之间速度不匹配的问题

12. 所谓（　　　），是计算机工作的存储区，既能读数据，也可以往里写数据，一切要执行的程
　　　序和数据都要先装入该存储器内。

  A. 只读存储器（ROM）   B. 随机存储器（RAM）

  C. 外存储器   D. 移动存储器

13. （　　　）无法与 CPU 直接交换数据。

  A. Cache   B. RAM   C. ROM   D. CD-ROM

14. 不同类型的存储器组成多层次结构的存储器体系，按存取速度从快到慢排列的是（　　　）。

  A. 高速缓存、辅存、主存   B. 光盘、主存、辅存

  C. 高速缓存、主存、辅存   D. DVD、主存、辅存

15. 某单位的财务管理软件是一种（　　　）。

  A. 编辑软件   B. 应用软件   C. 工具软件   D. 系统软件

16. 下列软件中，属于系统软件的是（　　　）。

  A. Windows   B. Word   C. WPS   D. 防病毒软件

17. 下列选项中，用于管理软件资源和硬件资源的是（　　　）。

  A. 数据库软件 B. 应用软件   C. 办公软件   D. 操作系统软件

18. 影响个人计算机系统性能的主要因素中，不包括（　　　）。

  A. 时钟主频   B. 内存容量   C. 字长   D. 光驱倍速

19. 计算机硬件系统中的最核心的部件是（　　　）。

  A. 内存储器   B. 主板   C. I/O 设备   D. CPU

20. 计算机的存储器应包括（　　　）。

  A. 软盘、硬盘   B. RAM、ROM

  C. 内存储器、外存储器   D. 内存、硬盘、光盘

21. 使用 U 盘与计算机连接时，当（　　　）拔出，会对 U 盘造成一定程度的损害。

  A. U 盘工作灯熄灭时   B. 没有通电时

  C. U 盘工作指示灯亮时   D. 选用相应功能停止使用后

22. 下列各组设备中，按序属于输入、输出和存储设备的是（　　　）。

  A. 键盘、显示器、光盘   B. 打印机、显示器、磁带

  C. 键盘、鼠标、硬盘   D. CPU、显示器、RAM

23. 计算机能直接识别、执行的语言是（　　　）。

  A. 汇编语言   B. 机器语言   C. 高级程序语言 D. C 语言

24. 断电后，数据会丢失的存储器是（　　　）。

  A. RAM   B. ROM   C. 硬盘   D. 软盘

25. 下列关于存储器的叙述中正确的是（　　　）。

  A. CPU 能直接访问存储在内存中的数据，也能直接访问存储在外存中的数据

  B. CPU 不能直接访问存储在内存中的数据，能直接访问存储在外存中的数据

  C. CPU 能直接访问存储在内存中的数据，不能直接访问存储在外存中的数据

  D. CPU 既不能直接访问存储在内存中的数据，也不能直接访问存储在外存中的数据

26. 计算机的硬件主要包括中央处理器 CPU、存储器和（　　　）。

  A. 输入/输出设备   B. 显示器和打印机

  C. 显示器、键盘和鼠标   D. 显示器、光盘驱动器

27. 用户使用计算机高级语言编写的程序，通常称为（　　　）。
    A. 源程序　　　　　B. 汇编程序　　　　　C. 二进制代码程序　　D. 目标程序

28. 在下面关于计算机系统硬件的说法中，不正确的是（　　　）。
    A. CPU 主要由运算器、控制器和寄存器组成
    B. 硬盘上的数据可由 CPU 直接存取
    C. 当关闭计算机电源后，RAM 中的程序和数据就消失了
    D. 硬盘驱动器既属于输入设备，又属于输出设备

29. 应用软件是指（　　　）。
    A. 计算机能够使用的所有软件　　　　　B. 计算机使用时应该具备的软件
    C. 能被应用单位共同使用的某种软件　　D. 专为某一应用目的而编制的某种软件

30. 在使用计算机时，如果发现计算机频繁地读/写硬盘，可能存在的问题是（　　　）。
    A. CPU 的处理速度太慢　　　　　B. 硬盘的容量太小
    C. 内存的容量太小　　　　　　　D. 软盘的容量太小

二、判断题

1. 电子计算机区别于其他计算工具的本质特点是能够存储程序和数据。　　　　　　（　　　）
2. 中央处理器就是 CPU，在 CPU 中只有运算器和控制器两个部件。　　　　　　（　　　）
3. 外存中的数据可以直接进入 CPU 进行处理。　　　　　　　　　　　　　　　（　　　）
4. 计算机的内、外存储器都具有记忆能力，其中的信息都不会丢失。　　　　　　（　　　）
5. RAM 的特点是可随机读写数据，断电后数据将部分丢失。　　　　　　　　　（　　　）
6. 一级高速缓存 Cache，它集成于 CPU 芯片内，一般容量较大。　　　　　　　（　　　）
7. 为了解决 CPU 速度与 RAM 的速度不匹配的问题，计算机工作时，系统先将数据由外存读入
   RAM 中，再由 RAM 读入 Cache 中，然后 CPU 直接从 Cache 中取数据进行操作。（　　　）
8. 分辨率是显示器的一个重要指标，它表示显示器屏幕上像素的数量。像素越多，分辨率越高，
   显示的字符或图像就越清晰逼真。　　　　　　　　　　　　　　　　　　　　（　　　）
9. 硬盘通常安装在主机箱内，所以硬盘属于内存。　　　　　　　　　　　　　　（　　　）
10. 操作系统是一种系统软件。　　　　　　　　　　　　　　　　　　　　　　（　　　）
11. 根据传递信息的各类不同，系统总线可以分为地址总线、控制总线和数据总线。（　　　）
12. 计算机软件是指所使用的各种程序的集合，不包括有关的数据和文档资料。　　（　　　）
13. 高级语言不必经过编译，可以直接运行。　　　　　　　　　　　　　　　　　（　　　）
14. 所有的内存在断电后信息都会丢失。　　　　　　　　　　　　　　　　　　　（　　　）
15. 为解决某一特定的问题而设计的指令序列就是程序。　　　　　　　　　　　　（　　　）
16. C 语言属于一种机器语言。　　　　　　　　　　　　　　　　　　　　　　　（　　　）
17. 反病毒软件是一种系统软件而不是应用软件。　　　　　　　　　　　　　　　（　　　）
18. 操作系统是直接运行在裸机上的最基本的系统软件，是系统软件的核心，任何其他软件必须
    在操作系统的支持下才能运行。　　　　　　　　　　　　　　　　　　　　　（　　　）

三、问答题

1. 简述冯·诺依曼结构计算机的主要内容。

2. 一个完整的计算机系统由哪几部分组成？各部分之间是如何协调工作的？

3. CPU 的主要性能指标有哪些？

4. 什么是 BIOS？它的主要功能是什么？

5. 主板上的 CMOS 芯片有什么作用？如何修改它的设置？

6. 什么是主存储器？什么是外存储器？它们之间的关系是怎样的？

7. 什么是 Cache？它的功能是什么？容量是多少？

8. 目前 PC 常用的 I/O 端口有哪些？性能如何？你能在台式机箱上分辨出它们吗？

9. 举例说明常用的输入/输出设备有哪些。

10. 键盘和鼠标可采用哪些类型的接口？各有什么优缺点？

11. 计算机软件分为哪几类？常用的系统软件有哪些？

12. 按对机器的依赖程度，程序设计语言可以分为哪几种？分别说明这些语言的特点。

第 3 章 | Windows 7 操作系统

实验 1 Windows 7 基本操作

一、实验目的

（1）掌握操作系统的启动和关闭方法。

（2）掌握鼠标、键盘的使用。

（3）掌握中英文输入的方法、中英文输入法的切换。

二、实验设备和软件

（1）硬件：计算机。

（2）软件：Windows 7 操作系统。

三、实验预备知识

1．计算机的启动过程

从按下计算机开关启动计算机，到登录桌面完成启动，一共经过了以下几个阶段：

（1）预引导（Pre-Boot）阶段。

（2）引导阶段。

（3）加载内核阶段。

（4）初始化内核阶段。

（5）登录。

预引导（Pre-Boot）阶段是由主板上的 BIOS（基本输入/输出系统）软件完成的。BIOS 一次性写入主板上的一个芯片中，该芯片通过底层代码 BIOS 直接与硬件打交道，它为操作系统提供了控制硬件设备的基本功能。其他 4 个阶段（引导阶段、加载内核阶段、初始化内核阶段、登录）都由操作系统完成，主要完成设备驱动和启动 Windows 的各项服务进程。

从外观的角度看，计算机系统的硬件主要由主机、显示器、键盘、鼠标等几部分组成。键盘和鼠标是计算机最常用的输入设备。键盘用于字符和命令的输入；鼠标用来定位光标在显示屏上的位置、进行各种菜单和命令的选择。鼠标上的按键为 1 到 3 个不等，但最常见的为两键式鼠标。目前常用的鼠标通常在两键的基础上中间添加一个滚轮，主要用来浏览页面。

四、实验内容和步骤

1．Windows 的启动

（1）在未通电的情况下启动计算机。

操作步骤：

先打开显示器等外设的电源开关，再打开主机的电源开关。

（2）在已通电的情况下重新启动系统。其启动过程与在未通电的情况下启动计算机基本相同，只是一般不做全面的硬件检测，启动速度快，无须关闭计算机电源，有利于保护计算机。

例如，若新安装了软件或对计算机设置做了改变，有时需要重新启动计算机才能生效的情况、有时部分程序或整个计算机系统出现工作不正常时的情况，必须在计算机已通电的情况下重新启动系统。

操作步骤：

① Windows 下重新启动计算机。关闭正在运行的应用程序，单击"开始"按钮，选择"关机"→"重新启动"命令。

② Windows 下右击任务栏空白处，在弹出的快捷菜单中选择"启动任务管理器"命令，或者按 Ctrl+Alt+Del 组合键，选择"启动任务管理器"选项，在弹出的"Windows 任务管理器"对话框中选择"应用程序"选项卡，选择运行不正常的程序，单击"结束任务"按钮。

（3）复位启动。

复位启动过程先要对机器硬件进行检测，但不必开关电源，这有利于保护计算机。复位启动一般用于严重死机、不能正常重新启动系统的情况。

操作步骤：

按主机箱正面的重启按钮，计算机即重新启动（现在市场上一些计算机并未设置重启按钮）。

2．在 Windows 下正常与强制关闭计算机

（1）正常关闭计算机。

① 首先关闭应用程序。

② 单击"开始"按钮，在打开的"开始"菜单中选择"关机"命令。计算机会自动进行关闭 Windows 的工作。

（2）强制关闭计算机

强制关闭计算机是计算机出现"死机"的情况后，启动计算机的方法。

当 Windows 操作系统出现异常，不能正常关机时，可按住主机上的电源键 5 秒以上，计算机即被强制关机。

3．鼠标的使用

鼠标的操作有悬停、移动、单击、右击、双击、拖放、与键盘组合等。

（1）悬停操作

悬停操作是指将鼠标指针定位在某个对象停留几秒钟不动，出现一段对于该对象的文字说明。

悬停操作练习：

① 将鼠标指针悬停到"开始"按钮上并观察结果。

② 将鼠标指针悬停到桌面最右下角的"显示桌面"按钮上并观察结果。

（2）移动操作

鼠标指针在 Window 桌面上位置的改变可通过移动鼠标来实现。

（3）单击操作

单击是指按下鼠标的左键后又迅速释放。单击操作可以选定鼠标所指的对象。

单击操作练习：

① 单击"开始"按钮，观察弹出的"开始"菜单中有什么内容。

② 单击"显示桌面"按钮，观察桌面的变化。

（4）右击操作

右击是指单击右键，将打开鼠标所指对象的快捷菜单。

右击操作练习：

① 右击"开始"按钮，观察出现的快捷菜单的内容。

② 右击桌面空白区域，观察出现的快捷菜单的内容。

③ 右击屏幕底部任务栏的任意空白区域，观察出现的快捷菜单的内容。

（5）双击操作

双击操作是指快速地连续按鼠标左键两次。双击左键是对鼠标选定的对象执行一个默认的操作（运行与之相关的程序），通常是"打开"操作。

双击操作练习：

① 双击桌面上的"计算机"图标，将打开"计算机"窗口。

② 双击该窗口标题栏，看窗口有何变化。

③ 再双击该窗口标题栏，看窗口又有何变化。

（6）拖放操作

拖放操作是指单击选中该对象，然后按住鼠标左键移动鼠标（该对象被拖着随同鼠标指针一起移动）到目的地后释放鼠标左键，该对象就即放置在目标位置处。

拖放操作练习：

拖放桌面上的"计算机"图标到桌面右上角。

（7）鼠标与其他键组合操作

有些功能需要借助键盘上的某些键组合实现所需功能。如与 Ctrl 键组合，可选定不连续的多个文件；与 Shift 键组合，可选定连续的多个文件。

与键盘组合操作练习：

① 打开计算机窗口，选择盘符进入磁盘，按住 Ctrl 键，用鼠标单击不连续的文件夹或文件。

② 打开计算机窗口，选择盘符进入磁盘，选定某文件夹，按住 Shift 键，再选定其后的第 3 个文件夹或文件。（选定了连续的 4 个文件夹或文件）

4. 中英文输入方法

为了满足不同用户的汉字输入习惯，一台计算机上通常会安装多种输入法。通常默认的是英文输入法状态，如要使用某一种中文输入法，则用户需要进行选择。

（1）输入法的选择。

方法 1：用鼠标选择输入法。

操作步骤：

单击语言指示器（见图 3–1），在输入法选择菜单中选择"中文（简体）–搜狗拼音输入法"，出现"中文（简体）–搜狗拼音输入法""状态条，即选择了搜狗拼音输入法。

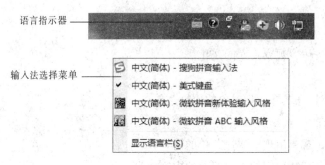

图 3–1   语言指示器和输入法选择菜单

方法 2：用键盘组合键选择输入法。

操作步骤：

① 按 Ctrl+Shift 组合键，语言指示器变成 🔧，表示选择了"搜狗拼音输入法"。

② 按 Ctrl+Shift 组合键，语言指示器变成 ⌨，表示选择了"中文（简体）–美式键盘"。

（2）中文输入与英文输入之间的切换。

对于某个用户来说，在输入中文时，可能有其固定选择的中文输入法，但在输入字符时，经常需要输入中文、英文、标点、各种符号，因此需要在中文输入法与英文输入法之间进行切换。

方法 1：用鼠标切换。

操作步骤：

单击输入法状态条中的"中/英文切换"按钮，该图案由"中"变为了"英"。

方法 2：用键盘切换。

操作步骤：

按 Shift+空格键，输入法状态条中的"中/英文切换"按钮由"中"变为了"英"。

（3）标点符号的使用。

标点符号有两种：英文标点符号和中文标点符号。两种符号是有区别的，如英文的逗号是","，中文的逗号是"，"；英文的句号是"."，中文的句号是"。"。

当输入英文时，系统自动切换成英文的标点符号；当输入中文时，系统一般自动切换成中文的标点符号。但有时在中文输入法状态下，可能要输入英文标点符号，可使用"中/英文标点切换"按钮来实现中英文标点符号切换。

实验 2　Windows 文件和文件夹管理

一、实验目的

（1）掌握计算机窗口的启动及窗口的组成。

（2）掌握文件及文件夹的基本操作。

二、实验设备和软件

硬件：计算机。

软件：Windows 7 操作系统。

三、实验预备知识

1．操作系统介绍

操作系统是为合理、方便而有效地利用计算机系统而对计算机资源进行管理的软件。操作系统的主要功能是：组织计算机的工作流程；管理中央处理器、内存、数据与外围设备；检查程序与计算机故障及处理中断等。用户只有通过操作系统才能使用计算机，其他程序只有通过操作系统获得所需资源后才能执行。用户使用操作系统主要是对资源的管理，集中体现在对文件和文件夹的管理、磁盘的管理和程序的管理等几个方面。

操作系统的种类很多，很难用单一标准统一分类，典型的操作系统有 DOS、Windows、UNIX、Linux、Mac OS 以及移动终端常用的操作系统（如 IOS、Android、Windows Phone、COS）。

DOS 是一种单用户、单任务的计算机操作系统。

Windows 是由微软公司成功开发的操作系统。Windows 是一个多任务、多用户的操作系统。

UNIX 是 1969 年在贝尔实验室诞生的交互式分时操作系统。是一个强大的多用户、多任务操作系统，支持多种处理器架构。

Linux 是一个开放源代码、类 UNIX 的操作系统。是一个多用户、多任务的通用操作系统。

Mac OS 是一套运行于苹果 Macintosh 系列计算机上的操作系统。Mac OS 是首个在商用领域成功的图形用户界面。

iOS 操作系统是由苹果公司开发的手持设备操作系统，属于类 UNIX 的商业操作系统。

Android 是一种以 Linux 为基础的开放源代码操作系统，主要使用于移动设备。

Windows Phone（WP）是微软发布的一款手机操作系统，它将微软旗下的 Xbox Live 游戏、Xbox Music 音乐与独特的视频体验集成至手机中。

COS 是国内一款具有自主知识产权的国产操作系统（China Operating System）。

2．文件和文件夹管理

文件和文件夹是用户操作的主要对象，在 Windows 中主要通过"计算机"窗口或者"资源管理器"来实现对文件和文件夹的操作。

文件：是用文件名标识的一组相关信息集合，可以是文档、图像、声音、视频、程序等。

文件夹：可以理解成用来存放文件的容器，便于用户使用和管理文件。在 Windows 7 中，提供了一中按树形结构来组织和管理文件夹的方式。

对文件和文件夹的操作: 改变文件的查看方式, 查看文件夹内容、文件/文件夹的选定、新建、复制、移动、删除、恢复、查找, 快捷方式的创建, 查看和修改属性。

四、实验内容和步骤

1. 打开计算机窗口

打开计算机窗口, 观察窗口的组成。

操作步骤:

方法 1: 双击桌面的"计算机"图标, 打开"计算机"窗口。

方法 2: 通过快捷菜单, 选择"资源管理器"命令。

（1）右击任务栏上的"开始"按钮。

（2）在弹出的快捷菜单中选择"打开 Windows 资源管理器"命令, 打开"计算机"窗口, 如图 3-2 所示。

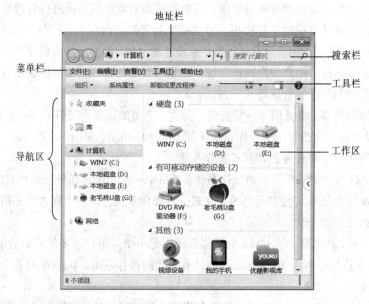

图 3-2 "计算机"窗口

（3）观察计算机窗口的组成。

（4）单击窗口右上角的 ✕ 按钮, 关闭"计算机"窗口。

2. 文件（文件夹）图标的显示

在计算机窗口中文件和文件夹用图标表示, 不同类型的文件有不同的图标。在右窗格中, 计算机提供了查看文件和文件夹图标的多种方式。

将"C:\Windows\System32"文件夹中的所有文件以详细信息方式显示, 并按文件大小升序排列。

操作步骤:

（1）在左窗口选中"C:\Windows\System32"文件夹。

（2）在右窗口单击"大小"按钮, 三角形图标向上, 则所有文件按大小升序排列, 如图 3-3

所示。

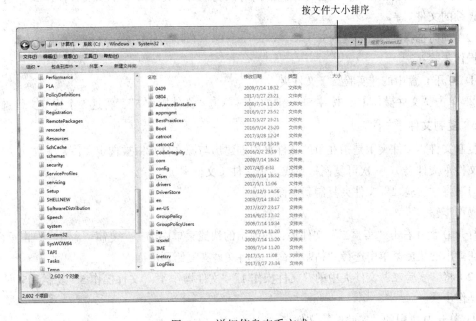

图 3-3　详细信息查看方式

说明：Windows 7 默认是以详细信息方式进行文件显示的，可以按文件的名称、修改日期、类型、大小来排序，有升序和降序两种方式。如果需要也可以更改文件显示方式，如按图标、列表、详细信息、平铺、内容等方式显示。

3. 新建文件（文件夹）

（1）在 D 盘的根目录中新建"实验二"文件夹。

操作步骤：

① 打开"计算机"窗口。

② 双击"本地磁盘（D:）"图标，打开 D 盘。

③ 选择"文件"→"新建文件夹"命令，并命名为"实验二"。

（2）在 D 盘"实验二"文件夹下新建 5 个文本文件并命名为"文件操作 1""文件操作 2""文件操作 3""文件操作 4"和"文件操作 5"。

操作步骤：

① 打开新建的"实验二"文件夹。

② 在右窗口的空白区域右击，在弹出的快捷菜单中选择"新建"→"文本文档"命令，并将新建的文本文档命名为"文件操作 1"，再按 Enter 键确认。

③ 使用相同的操作，创建文件操作 2～5。

4. 文件（文件夹）**的选择**

（1）同时选择"文件操作 1""文件操作 3""文件操作 5"这 3 个文件。

操作步骤：

① 打开 D 盘中的"实验二"文件夹。

② 单击"文件操作 1",按住 Ctrl 键的同时依次单击"文件操作 3""文件操作 5",选中这 3 个不连续的文件。

（2）同时选择文件操作 1~5。

操作步骤：

① 打开 D 盘中的"实验二"文件夹。

② 单击"文件操作 1",按住 Shift 键的同时单击"文件操作 5",将这 5 个连续文件选中。

5. 复制文件（文件夹）

复制文件（文件夹）是指在目的文件夹中创建出与源文件夹中被选定文件（文件夹）完全相同的文件（文件夹）。一次可复制一个或多个文件（文件夹）。

（1）将"实验二"文件夹复制到桌面。

操作步骤：

打开 D 盘并右击"实验二"文件夹,在弹出的快捷菜单中选择"复制"命令,右击桌面空白处,在弹出的快捷菜单中选择"粘贴"命令,将文件夹复制到桌面。

（2）将"实验二"文件夹中的"文件操作 1""文件操作 4""文件操作 5"复制到桌面。

操作步骤：

① 单开 D 盘中的"实验二"文件夹。

② 单击文件"文件操作 1"。

③ 按住 Ctrl 键不放,再单击"文件操作 4""文件操作 5"文件（或者用鼠标框选所有要选的文件）。

④ 将鼠标停留在选中的任一文件夹上右击,在弹出的快捷菜单中选择"复制"命令。

⑤ 右击桌面空白处,在弹出的快捷菜单中选择"粘贴"命令。

6. 移动文件（文件夹）

移动文件（文件夹）是指将源文件夹中选中的文件（文件夹）移动到目的文件夹中,移动后在源文件中不再有原选中的文件（文件夹）。

将"实验二"文件夹中的"文字操作 2""文字操作 3"文件移动到桌面。

操作步骤：

① 打开"实验二"文件夹并选中文件"文字操作 2""文字操作 3",右键并选择快捷菜单中的"剪切"命令。

② 右击桌面空白处,在弹出的快捷菜单中选择"粘贴"命令,完成文件的移动。

说明：利用鼠标拖动的方法也可以进行文件的复制和移动,同一磁盘下拖动默认是移动操作,如要实现复制,则拖动的同时按住 Ctrl 键；不同磁盘下拖动默认是复制操作,如要实现移动,则拖动的同时按住 Shift 键。也可以利用 Ctrl+C 组合键（复制）、Ctrl+V（粘贴）、Ctrl+A（全选）组合键。

7. 删除与恢复文件（文件夹）

（1）删除桌面上名称为"文件操作 1""文件操作 4""文件操作 5"的文件。

操作步骤：

① 选中桌面上的"文件操作 1""文件操作 4""文件操作 5"3 个文件。

② 右击，在弹出的快捷菜单中选择"删除"命令。

（2）恢复删除的文件"文件操作 1""文件操作 4""文件操作 5"。

操作步骤：

① 双击"回收站"图标，进入回收站。

② 选中"文件操作 1""文件操作 4""文件操作 5"3 个文件。

③ 右击，在弹出的快捷菜单中选择"还原"命令。

说明：从硬盘上删除的文件通常放到"回收站"中，必要时可恢复。若在执行删除命令时按住 Shift 键，将执行永久删除，即删除的文件不会放入"回收站"中。

8. 重命名文件（文件夹）

将桌面上名称为"文件操作 1"的文件重命名为"文件实验"。

操作步骤：

① 选中文件"文件操作 1"并右击，在弹出的快捷菜单中选择"重命名"命令。

② 输入新的文件名"文件实验"，按 Enter 键。

9. 查找文件（文件夹）

查找"文件实验"文件。

操作步骤：

① 单击"开始"按钮，单击"搜索程序和文件"搜索框。

② 输入文件名为"文件实验"，单击"搜索"按钮，观察搜索结果。

10. 为应用程序创建快捷方式

在桌面创建"计算器"应用程序的快捷方式。

操作步骤：

① 单击"开始"按钮，选择"所有程序"→"附件"命令。

② 右击"计算器"选项，在弹出的快捷菜单中选择"发送到"→"桌面快捷方式"命令。

此时，桌面上多了一个"计算器"的快捷方式图标。

11. 查看、修改文件（文件夹）**的属性**

将"D:\实验二"文件夹的属性改为"隐藏"属性。

操作步骤：

① 选中 "D:\实验二"文件夹并右击，在弹出的快捷菜单中选择"属性"命令。

② 在弹出的"实验二 属性"对话框中选择"隐藏"复选框，如图 3-4 所示。

③ 单击"确定"按钮。

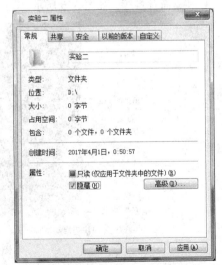

图 3-4 "实验二 属性"对话框

④ 在弹出的"确认属性更改"对话框中选择"仅将更改应用于此文件夹"选项。

⑤ 单击"确认"按钮，此时观察"文件操作"文件夹，发现文件夹已被隐藏。

12．文件压缩

将文件夹"实验二"压缩为"实验二.rar"。

操作步骤：

选中"D：\实验二"并右击，在快捷菜单命令中选择"添加到实验二.rar"命令。

观察 D 盘，发现多了一个"实验二.rar"文件。

实验 3　Windows 系统设置及应用程序

一、实验目的

（1）掌握对任务栏、桌面的基本操作。

（2）了解窗口的组成，熟练掌握窗口的各种基本操作。

（3）掌握控制面板中的常用设置。

（4）掌握硬件组成查看和管理。

（5）掌握中文输入法的安装、删除和选用。

二、实验设备和软件

硬件：计算机。

软件：Windows 7 操作系统。

三、实验预备知识

1．桌面

"桌面"就是用户启动计算机登录到 Windows 后看到的整个屏幕界面。桌面上有图标、任务栏和桌面背景等，如图 3-5 所示。

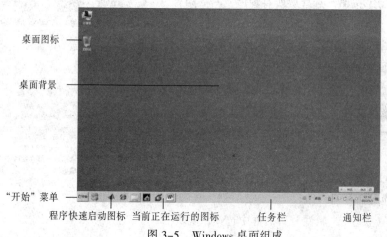

图 3-5　Windows 桌面组成

桌面上的"开始"按钮是运行 Windows 应用程序的入口，是执行程序常用的方式。Windows

的主要功能都可以通过"开始"菜单提供的各项命令来实现。

任务栏通常位于桌面的下方，它既可作为任务切换器，又可是状态栏。当运行程序时，在任务栏上都会出现一个相应的按钮，通过任务栏上对应按钮可以切换到某个程序或文件夹窗口。

任务栏中的程序快速启动图标可以快速启动相关程序。如单击"IE"图标，可以快速打开网页。

2．控制面板

控制面板是 Windows 中的一个重要系统文件夹，其中包含许多独立的程序项，可以用来对设备进行设置和管理、调整系统的环境参数和各种属性。

系统和安全类：包括 Windows 防火墙设置和状态查看、系统信息查看和设备管理、电源选项、系统备份和还原、管理工具等。

用户账户和家庭安全类：包括用户账户管理、家长控制管理等。

网络和 Internet 类：包括网络和共享设置、家庭组合共享设置、Internet 选项设置等。

外观和个性化类：包括个性化设置桌面、显示参数设置、任务栏和"开始"菜单设置，桌面小工具设置、文件夹选项设置、字体管理和设置等。

硬件和声音类：包括对硬件和声音进行管理、设备管理器、声音、电源选项、显示设置等。

时钟、语言和区域类：包括对日期和时间进行设置、对区域和语言进行设置、更改键盘或其他输入法等。

程序类：管理计算机上的应用程序，包括安装/卸载程序、打开或关闭 Windows 的部分功能、制定程序关联的文档类型、桌面小工具的管理等。

3．外观和个性化设置

通常，桌面外观（包括屏幕各组成元素的颜色、大小和字体等）以"Windows 标准"的默认方式出现，用户可以根据自己的喜好进行修改。屏幕保护程序是当用户开机后在一段设定的时间内没有使用计算机时，屏幕上显示的活动画面，以防止长时间单一静止的画面损耗发光材料，延长显示器寿命。此外，还可以活动画面掩盖工作画面，防止无关人员窥视屏幕，增加安全性。

4．电源管理功能

当用户在不关闭计算机的情况下要离开计算机（即计算机在开机的情况下有一段时间无人使用），希望对电源管理进行设置，降低计算机设备或整个系统的耗电量。通过选择电源方案可以实现此功能，电源方案就是计算机管理电源使用情况设置的集合。

5．添加新硬件功能

在计算机上增加新的硬件之后，通常要为该硬件安装合适的驱动程序才能使用。Windows 7 集成了很多硬件的驱动程序，这些硬件插入计算机后，Windows 自动为这些硬件安装驱动程序，这些硬件称为"Plug And Play"（即插即用）。那些 Windows 没有集成驱动程序的硬件需要通过控制面板的"添加硬件"功能来实现。

6．安装/删除程序功能

安装新程序可以通过直接插入安装盘，根据安装向导提示完成；或者利用控制面板"添加或删除程序"工具的"添加新程序"功能来实现。删除旧的程序可以通过应用程序自带的卸载程序完成，或者通过"添加或删除程序"实现。切记不可通过直接删除文件来删除其应用程序。因为这种做法可能会删除某些其他程序也需要的共享的.DLL 文件，从而导致其他程序也不可使用。

7. 工作组管理

当计算机联网时，为了便于识别计算机，通常给每台计算机取一个机器名。在同一个网络中，计算机名必须是唯一的。工作组是简单的计算机分组，能够帮助用户完成查找打印机和共享文件夹等操作。

8. 程序管理

Windows 还包含了画图、计算器、记事本、CD 唱机等应用程序。用户可以使用这些应用程序来满足一些基本应用需求。如使用"画图"程序绘制各种图形，查看、编辑已有图片等。

9. Windows 帮助

Windows 还提供了一个使用方便、内容丰富的帮助系统，为用户提供最快捷的指导和直接引导。Windows 提供帮助的方法通常有 3 种方式：操作系统的帮助窗口、应用程序的帮助窗口和对话框的帮助按钮。

四、实验内容和步骤

1. 个性化设置桌面

（1）设置 Windows 桌面为 Aero 主题样式中的"中国"样式。

操作步骤：

① 在桌面空白处右击，在弹出的快捷菜单中选择"个性化"命令。

② 在打开的"个性化"窗口中选择"Aero 主题"的"中国"主题。

（2）设置桌面图标。

操作步骤：

① 在"个性化"窗口中单击"更改桌面图标"超链接。

② 弹出"桌面图标设置"对话框，设置如图 3-6 所示。

③ 单击"确定"按钮。

（3）设置窗口颜色和外观。

操作步骤：

① 在"个性化"窗口中，单击窗口底部的"窗口颜色"超链接。

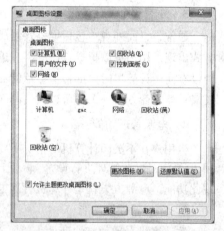

图 3-6 "桌面图标设置"对话框

② 打开"窗口颜色和外观"对话框，设置"更改窗口边框、「开始」菜单和任务栏的颜色"为紫罗兰色，取消选择"启用透明效果"复选框，并将颜色浓度滑块向左拖动。

③ 单击"保存修改"按钮。

④ 关闭"个性化"窗口。

（4）设置小工具。

操作步骤：

① 在桌面空白处右击，在弹出的快捷菜单中选择"小工具"命令，打开"小工具库"对话框，如图 3-7 所示。

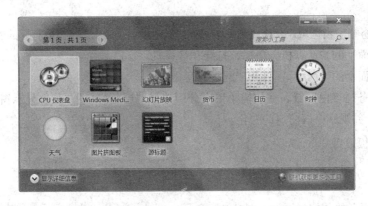

图 3-7　"小工具库"对话框

② 双击"天气"图标，桌面上显示天气小工具。

③ 关闭"小工具库"窗口。

2．对任务栏的基本操作

（1）将任务栏设置在桌面的右侧。

操作步骤：

① 在任务栏空白区域右击，在弹出的快捷菜单中观察"锁定任务栏"选项状态，确保是未选定状态。

② 将鼠标指针移到任务栏上，拖动任务栏到桌面右方边界处释放鼠标，可以看到任务栏在桌面的右部。

（2）隐藏任务栏。

操作步骤：

① 在任务栏空白区域右击，在弹出的快捷菜单中选择"属性"命令，出现"任务栏和「开始」菜单属性"对话框。

② 选择对话框中的"自动隐藏任务栏"复选框。

③ 单击"确定"按钮，关闭对话框。

观察任务栏，发现它已经隐藏起来了。将鼠标指针移到桌面的下边界处，可看到任务栏出现。将鼠标指针离开桌面的下边界处，可看到任务栏又隐藏起来了。

3．对窗口的管理

窗口操作是 Windows 最基本和频繁的操作，包括单窗口的打开、关闭、最大化、最小化、恢复和多窗口的平铺、层叠等操作。

（1）改变窗口大小。

操作步骤：

① 双击桌面上的"计算机"图标，打开"计算机"窗口。

② 单击窗口中的"向下还原"按钮，窗口被还原。

③ 双击窗口中的标题栏，窗口将最大化。

④ 双击窗口中的标题栏，窗口将被还原。

（2）层叠和平铺窗口。

操作步骤：

① 右击任务栏空白区域，在快捷菜单中选择"显示桌面"命令，将当前打开的所有窗口最小化。

② 双击桌面上的"计算机"图标，打开"计算机"窗口。

③ 双击桌面上的"网络"，打开"网络"窗口。

④ 右击任务栏空白区域，在快捷菜单中分别选择"层叠窗口""堆叠显示窗口""并排显示窗口"等命令，并观察桌面窗口的变化。

4. 控制面板设置

（1）了解控制面板功能。

操作步骤：

① 双击桌面上的"控制面板"图标。

② 在打开的"控制面板"窗口中，查看方式选择"类别"，如图 3-8 所示。

（2）查看计算机基本信息，改变系统的虚拟内存参数：设置 C 盘，虚拟内存大小设置为 512 MB～2048 MB。

操作步骤：

① 在"控制面板"窗口中，单击"系统和安全"图标，打开"系统和安全"窗口。

② 在窗口中单击"系统"组的"查看 RAM 的大小和处理器速度"图标，打开如图 3-9 所示的窗口，查看计算机的基本软硬件信息。

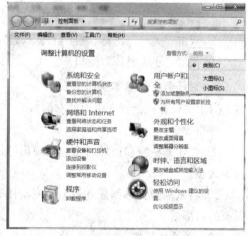

图 3-8　"控制面板"窗口

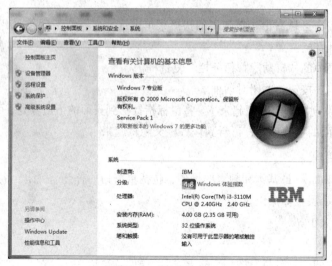

图 3-9　"系统"窗口

③ 在窗口中单击"高级系统设置"超链接，弹出"系统设置"对话框。

④ 选择"高级"选项，单击"性能"项的"设置"按钮，弹出"性能选项"对话框。

⑤ 在"高级"选项中单击"更改"按钮，设置如图 3-10 所示。

⑥ 单击"确定"按钮，依次关闭打开的对话框。

说明： 如果计算机的物理内存较小，在同时执行多个程序或大数据程序时，就会出现内存不足的情况。运用虚拟内存技术，即拿出一部分硬盘空间来充当内存使用，可以适当解决此问题。当然，虚拟内存的读写速度只有物理内存的几十分之一，而且过量使用虚拟内存也容易产生大量的磁盘碎片，增加磁头的读写次数，降低硬盘寿命。

（3）添加一个新的用户账户 student，密码为 123。

操作步骤：

① 单击"控制面板"窗口中"用户账户和家庭安全"类的"添加或删除用户账户"超链接。

② 在打开的"创建新账户"窗口中，输入新账户名"student"，选中账户类型"标准用户"单选按钮。

③ 单击"创建账户"按钮。

④ 在"管理账户"窗口单击"student"账户图标。

⑤ 在打开的"更改账户"窗口单击"创建密码"按钮。

⑥ 在打开的"更改密码"窗口输入新密码"123"，再输入确认新密码"123"。

⑦ 单击"更改密码"按钮。

（4）添加简体中文全拼输入法，并设置为默认输入法。

操作步骤：

① 在"控制面板"窗口中，单击"时钟、语言和区域"中的"更改键盘其他输入法"超链接。

② 在弹出的"区域和语言"对话框中，单击"键盘和语言"选项卡中的"更改键盘"按钮。

③ 在弹出的"文本服务和输入语言"对话框中，单击"常规"选项卡中的"添加"按钮。

④ 在弹出的"添加输入语言"对话框中进行如图 3-11 所示的设置。

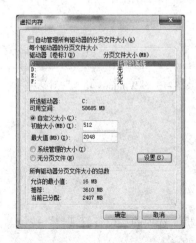

图 3-10　虚拟内存参数设置对话框

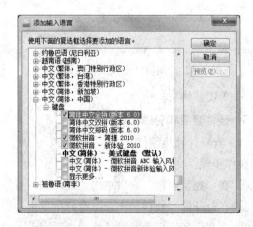

图 3-11　添加简体中文全拼输入法

⑤ 单击"确定"按钮，完成输入法的添加。

⑥ 在"文本服务和输入语言"对话框的"常规"选项卡中，默认输入语言选"简体中文全拼"。

⑦ 单击"确定"按钮。

（5）电源管理。

操作步骤：

① 在"硬件和声音"窗口单击"电源选项"按钮。

② 在"电源选项"窗口的电源计划中单击"节能"按钮。

③ 单击"编辑计划设置"按钮，在"更改计划设置"对话框中进行如图 3-12 所示的设置。

④ 单击"保存修改"按钮。

（6）关闭 Windows 7 自带的游戏。

操作步骤：

① 单击"控制面板"窗口中的"程序"超链接。

② 在打开的"程序"窗口中，单击"程序和功能"组中的"打开或关闭 Windows 功能"超链接。

③ 在弹出的"Windows 功能"对话框中取消"游戏"复选框前的"√"，如图 3-13 所示。

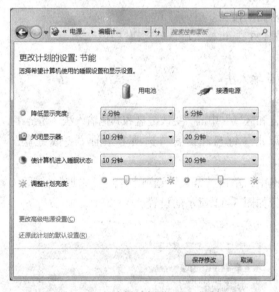

图 3-12　"编辑计划设置"对话框

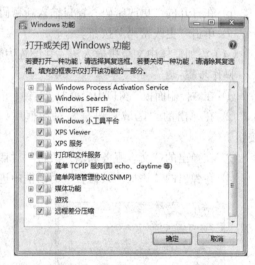

图 3-13　"Windows 功能"对话框

④ 单击"确定"按钮。

5. 硬件查看和管理

（1）查看计算机硬件。

操作步骤：

① 在"控制面板"窗口单击"硬件和声音"超链接。

② 在打开的"硬件和声音"窗口中单击"设备和打印机"选项的"设备管理器"按钮。

③ 在"设备管理器"对话框中查看声卡、网卡、显卡的状态。

说明： 当计算机声音不能正常播放时，可以检查扬声器的设置是否静音（应用设置）、更新声卡的驱动程序（软件故障）、硬盘上声卡的拔插（硬件故障）。

（2）磁盘管理。

操作步骤：

① 在"控制面板"窗口单击"系统和安全"超链接。

② 在打开的"系统和安全"窗口中，单击"管理工具"下的"创建并格式化硬盘分区"按钮，打开"磁盘管理"窗口，如图 3-14 所示。

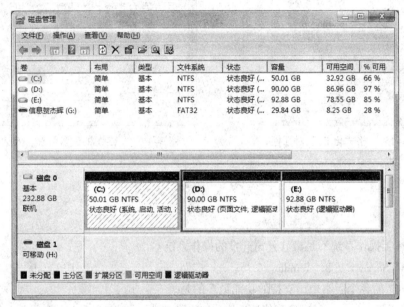

图 3-14　"磁盘管理"窗口

③ 选中卷 E 并右击，在弹出的快捷菜单中选择"格式化"命令。

④ 在弹出的"格式化 E:"对话框中进行如图 3-15 所示的设置。

⑤ 单击"确定"按钮。

（3）磁盘清理 C 逻辑分区盘。

操作步骤：

① 在"系统和安全"窗口中单击"管理工具"下的"释放磁盘空间"按钮。

② 在弹出的"磁盘清理：驱动器选择"对话框中选择"C:"。

③ 单击"确定"按钮。

④ 弹出"磁盘清理"对话框，显示磁盘清理的进度。磁盘清理完后，会弹出"（C:）的磁盘清理"对话框，设置如图 3-16 所示。

⑤ 单击"确定"按钮，在弹出的确认对话框中单击"删除文件"按钮。

⑥ 此时，会弹出"磁盘清理"对话框，提示磁盘清理进度，清理完后会自动关闭该对话框。

说明： Windows 在运行过程中会生成各种垃圾文件，占用大量的磁盘空间。运行磁盘清理程序，删除没有用的文件，保持系统的清洁，可以提高系统的性能。

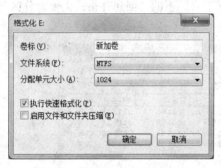

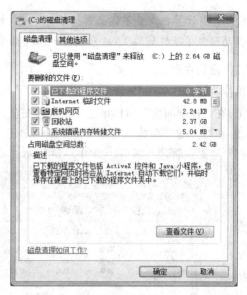

图 3-15 "格式化 E:" 对话框   图 3-16 "（C:）的磁盘清理" 对话框

习　题

一、选择题

1. 下列（　　）操作系统不是微软公司开发的操作系统。

   A. Windows Server　　　B. Windows 7　　　　C. linux　　　　　　D. Vista

2. 在 Windows 7 的各个版本中，支持的功能最多的是（　　）。

   A. 家庭普通版　　　　　B. 家庭高级版　　　　C. 专业版　　　　　D. 旗舰版

3. 在 Windows 7 操作系统中，将打开窗口拖动到屏幕顶端，窗口会（　　）。

   A. 关闭　　　　　　　　B. 消失　　　　　　　C. 最大化　　　　　D. 最小化

4. 在下列软件中，属于计算机操作系统的是（　　）。

   A. Windows 7　　　　　B. Word 2010　　　　C. Excel 2010　　　D. PowerPoint 2010

5. 要选定多个不连续的文件（文件夹），要先按住（　　），再选定文件。

   A. Alt 键　　　　　　　B. Ctrl 键　　　　　　C. Shift 键　　　　D. Tab 键

6. 在 Windows 7 中使用删除命令删除硬盘中的文件后，（　　）。

   A. 文件确实被删除，无法恢复

   B. 在没有存盘操作的情况下，还可恢复，否则不可以恢复

   C. 文件被放入回收站，可以通过"查看"菜单的"刷新"命令恢复

   D. 文件被放入回收站，可以通过回收站操作恢复

7. 在 Windows 7 中可以完成窗口切换的方法是通过（　　）组合键。

   A. Alt+Tab　　　　　　B. Ctrl+Tab　　　　　C. Win+P　　　　　D. Win+D

8. 在 Windows 7 中，有两个对系统资源进行管理的程序组，它们是"资源管理器"和（　　）。

   A. "回收站"　　　　　B. "剪贴板"　　　　　C. "计算机"　　　　D. "我的文档"

9. 在 Windows 7 中，"资源管理器"不能执行下列（　　　）操作。

　　A. 文件复制　　　　　　B. 当前硬盘格式化　　C. 创建快捷方式　　　D. U 盘格式化

10. 在 Windows 7 中，文件名最多可有（　　　）字符。

　　A. 83　　　　　　　　B. 254　　　　　　　C. 255　　　　　　　D. 512

11. 在 Windows 7 中，移动窗口时，鼠标指针要停留在（　　　）处拖动。

　　A. 标题栏　　　　　　B. 状态栏　　　　　　C. 边框　　　　　　D. 菜单栏

12. 在 Windows 7 中，窗口主要分为应用程序窗口、文档窗口以及（　　　）。

　　A. 弹出窗口　　　　　B. 下拉框　　　　　　C. 快捷菜单框　　　D. 对话框

13. Windows 7 中，单击是指（　　　）。

　　A. 快速按下并释放鼠标左键　　　　　　　B. 快速按下并释放鼠标右键

　　C. 快速按下并释放鼠标中间键　　　　　　D. 按住鼠标器左键并移动鼠标

14. 在 Windows 7 的桌面上右击，将弹出一个（　　　）。

　　A. 窗口　　　　　　　B. 对话框　　　　　　C. 快捷菜单　　　　D. 工具栏

15. 记事本的默认扩展名为（　　　）。

　　A. DOCX　　　　　　B. .COM　　　　　　C. TXT　　　　　　D. XLSX

16. 当一个应用程序窗口被最小化后，该应用程序将（　　　）。

　　A. 被终止执行　　　　B. 继续在前台执行　　C. 被暂停执行　　　D. 转入后台执行

17. 在 Windows 7 中，按（　　　）键可在各中文输入法和英文间切换。

　　A. Ctrl+Shift　　　　B. Ctrl+Alt　　　　　C. Ctrl+空格　　　　D. Ctrl+Tab

18. 选中文件后，按（　　　）将删除文件而不把删除的文件送入回收站。

　　A. Delete　　　　　　B. Shift+Delete　　　　C. Ctrl+Delete　　　D. Alt+Delete

19. 可以打开任务管理器的快捷键是（　　　）。

　　A. Ctrl+V　　　　　　　　　　　　　B. Ctrl+Alt+Del

　　C. Alt+F　　　　　　　　　　　　　D. Ctrl+Win

20. Windows 7 系统中下列（　　　）账户的权限最高。

　　A. 来宾　　　　　　　B. 标准用户　　　　　C. 管理员　　　　　D. 系统

二、判断题

1. 在 Windows 7 的各个版本中，支持的功能最少的是专业版。　　　　　　　　　（　　　）

2. Windows 7 是一种单用户、多任务、图形化的操作系统。　　　　　　　　　　（　　　）

3. Windows 7 有 4 个默认库，分别是视频、图片、文档 和音乐。　　　　　　　　（　　　）

4. 将一个应用程序的快捷方式删除后就再也无法执行。　　　　　　　　　　　　（　　　）

5. 在 Windows 资源管理器中不能打开控制面板。　　　　　　　　　　　　　　　（　　　）

6. 在 Windows 7 中，可以对磁盘文件按名称、类型、文件大小排列。　　　　　　（　　　）

7. 窗口最小化是指关闭该窗口。　　　　　　　　　　　　　　　　　　　　　　（　　　）

8. 双击任务栏右下角的时间显示区，可以对系统时间和日期进行设置。　　　　　（　　　）

9. 在 Windows 7 中只能安装一种输入法。　　　　　　　　　　　　　　　　　　（　　　）

10. 磁盘格式化以后可以在 "回收站" 中找到被删除的内容。　　　　　　　　　　（　　　）

三、问答题

1. 简述操作系统的功能，常见的操作系统有哪些，它们各自的特点是什么？

2. Windows 7 的主要功能和特点是什么？

3. Windows 7 桌面由哪几部分组成？它们的功能分别是什么？

4. Windows 7 中启动应用程序的方法有哪几种？

5. Windows 资源管理器窗口由哪几部分构成？怎样使用"资源管理器"？

6. 如何打开"控制面板"窗口？控制面板的主要功能有哪些？

第 4 章 | Word 2010 文字处理软件

实验 1　Word 文档的建立、编辑与排版

一、实验目的

（1）掌握 Word 文档的启动和退出
（2）掌握文档的建立、保存和打开方法。
（3）熟悉 Word 文档的编辑环境。
（4）掌握字符和段落的设置方法。

二、实验知识点

1．Word 文档的基本操作

Word 文档的基本操作包括新建文档，保存、打开、关闭 Word 文档等。

（1）启动：启动 Word 2010 通常有如下 3 种方式。

方法 1：单击"开始"按钮选择"所有程序"→"Microsoft Office"→"Microsoft Office Word 2010"命令。

方法 2：双击桌面上 Word 的快捷方式图标。

方法 3：双击本机中存在的 Word 文档。

【提示】Word 2010 可以兼容模式打开早期版本。

（2）创建新文档的方法。

① 启动 Word 时，Word 会自动创建一个新文档，文件名为"文档 1.docx"，可以直接在该文档中输入文档的内容。

② 如果想再创建一个空白的新文档，可以选择"文件"→"新建"命令，在"可用模板"中选择"空白文档"，再单击"创建"按钮。

③ 使用快速访问工具栏创建文档，单击快速访问工具栏中的"新建"按钮，如图 4-1 所示。

（3）文档的保存方法。

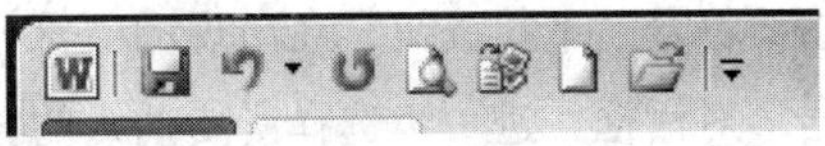

方法 1：单击"文件"按钮，选择"保存"命令。

方法 2：单击快速访问工具栏中的"保存"按钮。

方法 3：使用快捷键 Ctrl+S。

图 4-1　快速访问工具栏

以上方法如果是保存新文档，将弹出"另存为"对话框。在对话框中设置保存文件信息。如果保存的是修改过的旧文档，则不再弹出"另存为"对话框。

（4）文档的打开。

① 选择"文件"→"打开"命令，弹出"打开"对话框，选择文档所在的位置并选中，单击"打开"按钮即可。

② 单击快速访问工具栏中的"打开"按钮。

③ 在文件夹中直接双击打开所需文档。

【提示】若文档位于另一个驱动器中，就在"查找范围"下拉列表中更改驱动器。

（5）模板是一种特殊的文档。一个模板针对一类文档，它包括该类文档的一些共有特性，如文本、表格、图形、自动图文集、样式、页眉和页脚等。可以根据模板方便地创建书信、简历等文档，选择"文件"→"新建"命令，打开"新建"面板。在"新建"面板中选择需要创建的文档类型，如"空白文档"，然后单击"创建"按钮。

（6）文档视图的应用。Word 共有 5 种视图：页面视图、阅读版式视图、Web 版式视图、大纲视图和草稿视图。可以在"视图"选项卡的"文档视图"选项组中单击"页面视图""阅读版式视图"等按钮来改变视图。

- "页面视图"可以查看文档的打印外观，具有"所见即所得"的效果。
- "阅读版式视图"可以用最大的空间阅读或批注文档。
- "Web 版式视图"可以查看网页形式的文档外观。
- "大纲视图"可以查看大纲形式的文档，并显示大纲工具。
- "草稿视图"只显示文本格式，简化了页面的布局，以便快速编辑文本。

无论采用什么视图，文档的内容是不会改变的，改变的只是显示的形式。

2. Word 文档的建立与编辑

（1）文本内容的输入

创建了一个新文档后，就可以输入需要的内容了。在文档编辑区中有一个闪烁的光标，在输入文字时，文字会显示在闪烁光标所在的位置上。当输入的文字满一行时，继续输入的文字会自动移到下一行，这称为整字换行。当然也可以在需要的地方强制换行。输入完一段后，重新输入另一段时需要按 Enter 键强制换行。

① 选择输入法。一般默认的输入法为英文输入法，可直接输入英文。按 Ctrl+Shift 组合键选择汉字输入法，在文档输入的过程中，可按 Ctrl+Space 组合键在中英文输入法中进行切换。

② 汉字符号的输入。在中文全角状态下，可输入常用的汉字符号，如"，""。""；""："""、"《""》""！"等。特殊的汉字符号可通过在 Word 界面切换到"插入"选项卡，在"符号"组单击"符号"下拉按钮，在出现的"符号"面板中单击符号，或单击"其他符号"按钮，弹出"符号"对话框，进一步选择所要插入的符号。

③ 插入原则。需记住以下几个要点：

- 不用空格字符来增加字符的间距。字符间距应当通过"开始"选项卡的"字体"选项组来设置。单击"字体"对话框启动器按钮，在弹出的"字体"对话框"高级"选项卡中进行字符间距设置。
- Word 文档是软换行的，不需要按 Enter 键换行，当输入内容达到右边界时，Word 会自动换行。只有需要另起一段时，才需要按 Enter 键。
- 当输入的内容超过一页时，Word 会自动换页。如果希望强制换页，可以在"插入"选项卡中单击"分页"按钮。

（2）Word 文档的编辑

文档的编辑操作包括文本块的复制、移动、删除和文本内容的修改。要熟练掌握文本块的选择操作，其主要包括在文本区内的鼠标拖动选择；在选定区内（即把鼠标指针移至页面的左边距空白区域）选定一行（单击）、选定一段（三击）、选定整篇文档（Ctrl+A 快捷键）。

3. Word 文档的排版

文档的排版所涉及的功能很多，主要包括字符格式设置、段落格式设置。字符格式和段落格式的设置操作主要集中在"开始"选项卡，如图 4-2 所示。

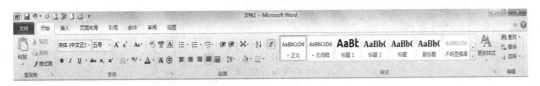

图 4-2　"开始"选项卡

（1）字符格式

字符格式的设置主要包括字体、字形、字号、颜色、字符间距、文字效果、文字分栏、字符边框、字符底纹、带拼音字符和带圈字符、文本效果等。字符格式的设置方法主要有两个：

方法 1：通过"开始"选项卡的"字体"组中各种字符格式设置按钮来设置。

方法 2：在"字体"选项组中打开"字体"对话框来设置。

（2）段落格式

段落格式的设置主要包括项目符号和编号、对齐方式、缩进、中文版式、行和段间距、首字下沉、段落分栏、段落边框底纹。段落格式的设置方法主要有两个：

方法 1：通过"开始"选项卡"段落"选项组的各种段落格式设置按钮来设置。

方法 2：在"段落"选项组中打开"段落"对话框来设置。

4. 字符和段落格式复制

在进行字符和格式设置时，经常会发现有多个字符块或段落需设置成相同的格式。这时，可以使用"格式刷"功能进行字符或段落的格式复制。

操作步骤：

（1）选中设置了格式的字符或段落。

（2）单击"格式刷"按钮。

（3）选中要复制格式的字符或段落。

（4）双击"格式刷"按钮可以多次复制格式，直到再次单击"格式刷"按钮。

三、实验内容和步骤

（1）Word 文档的新建、保存及文本的输入。

录入如图 4-3 所示的×××学院给各班级的通知。完成下面通知内容的录入，并以"评比通知.docx"为文件名保存。

第一届"最美寝室"评选活动的通知

院属各班级：

为进一步宣传学生公寓是学校精神文明建设及思想教育的重要阵地，是校风、学风建设的重要组成部分。为了将学生寝室建成整洁、优雅、团结、文明的生活、学习场所，促进我院学生的团结协作意识，提升寝室长自主管理的能力。我院决定举办第一届"最美寝室"评选活动，我院每班通过班级民主推荐或者班级投票选举的方式推荐一个寝室参加评选，学院将在评选结束后进行表彰。

评选流程：本次评选分为班级推荐、年级推荐、专家组评审和总结表彰四个阶段：

班级推荐：每班通过班级民主推荐或者班级投票选举的方式推荐一个寝室。

年级推荐：各年级评选出"最美寝室"10 个候选名额。

专家组评审：由仲景医学院邀请相关部门组成评选专家组进行评审，评审采用候选寝室现场自我推荐的方式进行自我风采展示（时限 3 分钟以内），专家现场评分。

总结表彰：表彰仲景医学院第一届"最美寝室"人员。

仲景学院

2017 年 3 月 17 日

图 4-3　评比通知

操作步骤：

① 启动 Word，新建一空白文档。

② 输入文本。将光标定位在第一行第 1 列处，启动中文输入法，输入文本。

③ 将光标定位到"仲景医学院"后，按 Enter 键，将光标定位在新的一段，选择"插入"→"文本"→"日期和时间"命令，添加时间，日期格式为"××年××月××日"

④ 保存文档。选择"文件"→"另存为"命令，以"评比通知"为名保存该文档。完成之后如图 4-3 所示。

（2）字符格式设置。标题字体设置为"楷体"，字号设置为三号，字体颜色设置为蓝色，加粗；标题以外正文字体设置为宋体，五号；正文中"最美寝室"设置格式为红色、倾斜、加着重号、字符放大 120%。

操作步骤：

① 在"开始"选项卡"字体"选项组中设置字符格式。

② 选中标题文字，单击"字体"下拉按钮，在下拉列表框中选择"楷体"，在"字号"下拉列表框中选择"三号"，单击"加粗"按钮。

③ 选中正文的所有字符，单击"字体"下拉按钮，在下拉列表框中选择"宋体"，在"字号"下拉列表框中选择"五号"。

④ 选中正文中"最美寝室"，设置格式为"红色"、"倾斜"；打开"字体"对话框，单击"字体"选项卡，设置加着重号为"·"，在"高级"选项卡的缩放中输入 120%。

（3）段落格式设置。标题居中对齐；"为进一步……四个阶段"首行缩进 2 字符，行距 1.5 倍行距；正文所有段落，段后间距设置为 0.5 行；"班级推荐……人员"添加项目编号，"仲景医学院"和日期右对齐。

操作步骤：

① 选中文章标题，单击"居中"按钮。

② 选中"为进一步……四个阶段"段落，打开"段落"对话框，"特殊格式"选择"首行缩进"，选中"2 字符"，在"行距"下拉列表框选中"1.5 倍行距"

③ 选中所有正文，打开"段落"对话框，段后间距设为 0.5 行。

④ 选中"班级推荐……人员"文本，选择"开始"→"段落"→"编号"命令，添加项目编号。

⑤ 选中"仲景医学院"和日期，选择"开始"→"段落"→"右对齐"命令。

⑥ 选中正文中的"最美寝室"文本，双击"剪贴板"项的"格式刷"按钮，再选中文中的"10 个""时间 3 分钟以内"

⑦ 再次单击"格式刷"按钮。

结果如图 4-4 所示。

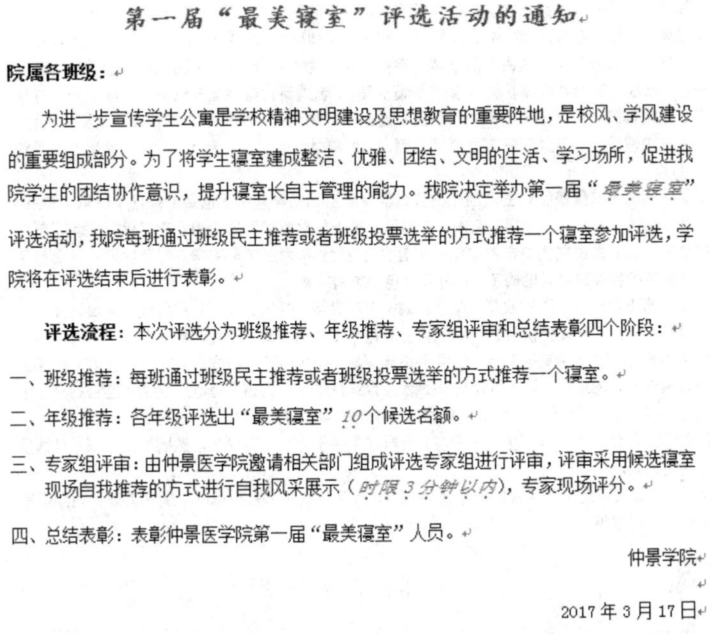

第一届"最美寝室"评选活动的通知

院属各班级：

为进一步宣传学生公寓是学校精神文明建设及思想教育的重要阵地，是校风、学风建设的重要组成部分。为了将学生寝室建成整洁、优雅、团结、文明的生活、学习场所，促进我院学生的团结协作意识，提升寝室长自主管理的能力。我院决定举办第一届"*最美寝室*"评选活动，我院每班通过班级民主推荐或者班级投票选举的方式推荐一个寝室参加评选，学院将在评选结束后进行表彰。

评选流程：本次评选分为班级推荐、年级推荐、专家组评审和总结表彰四个阶段：

一、班级推荐：每班通过班级民主推荐或者班级投票选举的方式推荐一个寝室。

二、年级推荐：各年级评选出"**最美寝室**"*10* 个候选名额。

三、专家组评审：由仲景医学院邀请相关部门组成评选专家组进行评审，评审采用候选寝室现场自我推荐的方式进行自我风采展示（*时限 3 分钟以内*），专家现场评分。

四、总结表彰：表彰仲景医学院第一届"最美寝室"人员。

仲景学院

2017 年 3 月 17 日

图 4-4　排版结果

（4）编辑文档"甲骨.docx"。

① 打开磁盘中的文件"甲骨.docx"，如图 4-5 所示。

② 将光标定位在正文"……15 万片。"后，按 Enter 键，将光标后的文字另成一段；将光标定位在正文"……特色的学科。"后，按 Enter 键，将光标后的文字另成一段，如图 4-6 所示。

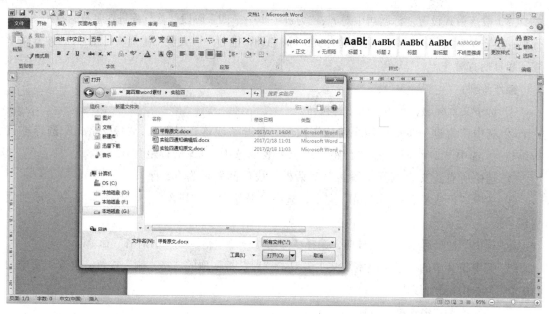

图 4-5 打开文档

甲骨

我国现存最早的成系统的文字是商代用刀刻在龟板和牛骨上的甲骨文。在《史记·龟策列传》中就有"灼龟观兆"的记载,说的是殷商时期巫师在神灵前用龟甲兽骨占卜,预测吉凶祸福。因此其中大部分的记载是占卜的事情,学者们称之为"甲骨卜辞"。因为它出土于殷代都城旧址,所以又称为"殷墟卜辞",或"殷墟书契"。我国商代用甲骨刻占卜文字的作法在世界上是独有的。从商汤传到第九代盘庚,迁都殷,地点在今天的河南安阳西北五里小屯村。甲骨遗物埋藏在地下达三千年之久,直到 1899 年才大批出土。到 1991 年,共出土甲骨约 15 万片。

甲骨上的记事从盘庚到纣王末期,内容很丰富,包括纪年、帝王世系、祭祀、战争、畋猎、农业、畜牧业、疾病、灾害、天象、方国等,是十分重要的历史资料。它又保存了我国早期的象形文字,是研究古文字的宝库。甲骨文在 1899 年为古文字学家王懿荣发现,以后历经许多专家的整理研究,形成了一门独具特色的学科。

甲骨文的研究经历了发掘收集、整理汇编、考释文字、断代分期、卜辞考证、综合研究等发展过程,使许多有重要价值的文献史料逐渐被学术界所接受。现在,甲骨文已成为古代历史文化的重要文献之一。从已出土的甲骨拓片来看,医学内容十分丰富,在一定程度上反映出当时医学的发展水平。虽然甲骨文中的涉医卜辞有着较浓的占卜等迷信色彩,但它的文献价值却不容低估。《甲骨文合集》收集的有关疾病的甲骨骨片 320 片,计约 1 000 条左右。实际存世的甲骨文中还远不止这个数字。若再加上关于生育、医理和自然因素的卜辞,其数量更为可观。

但是,甲骨文仅是殷代宗室的占卜档案,其中所涉及的医学史料远远不能代表殷商时期医学发展的实际水平。

图 4-6 强制分段

③ 字体格式设置。

- 标题格式设置:字体"黑体"、三号、红色、1.5 磅黑色双线边框、"蓝色,强调文字颜色1,淡色 80%"底纹。
- 正文内容格式设置:字体"仿宋""五号",给第 2 段,添加 1 磅黑色实线边框。
- 文中的"甲骨文"设置为幼圆、小四号字、加粗、蓝色。

结果如图 4-7 所示。

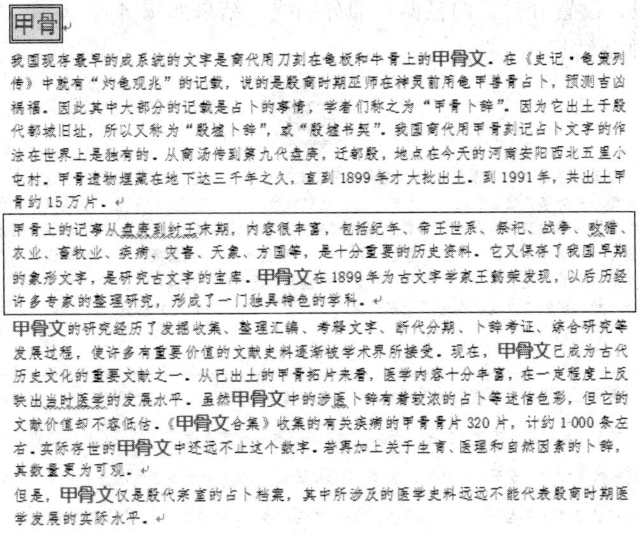

图 4-7　字体格式设置

④ 段落格式设置。

- 标题段落格式设置：居中对齐，段后间距 0.5 行。
- 正文段落格式设置：除标题外所有文字首行缩进 2 个字符。
- 第 1～3 段，段后间距设置为 1 行。
- 第 2 段行距设置 1.5 倍行距。

结果如图 4-8 所示。

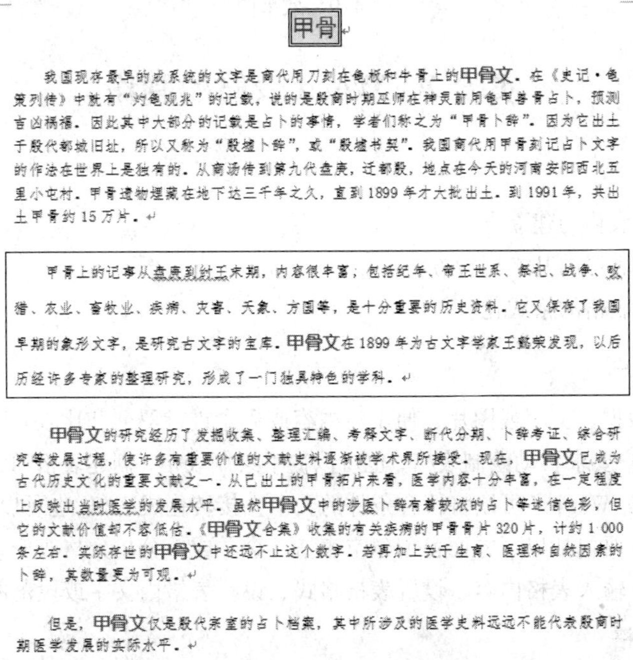

图 4-8　段落格式设置

⑤ 倒数第 2 段，设置分栏，两栏偏左加分隔线，结果如图 4-9 所示，完成以上设置后，将文件保存为"甲骨排版结果.docx"。

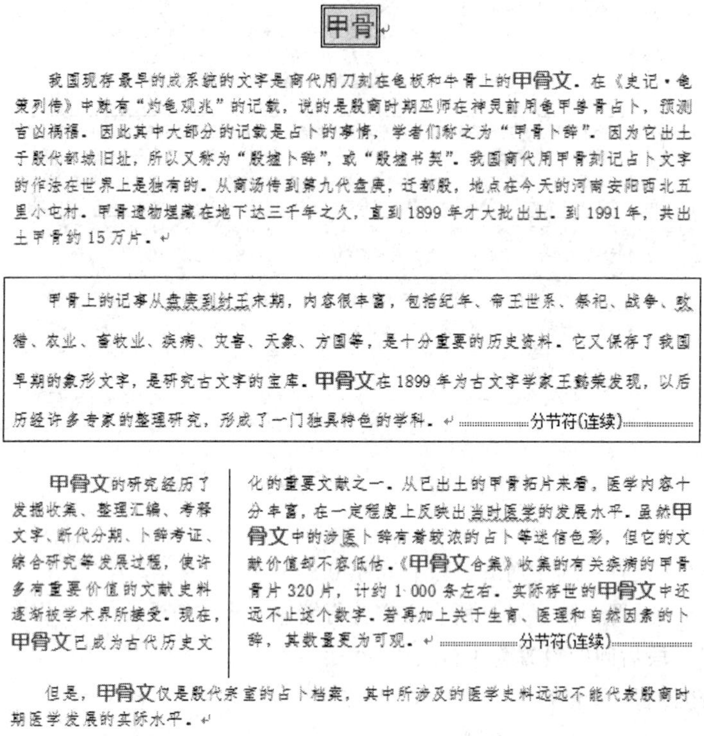

图 4-9　效果图

实验 2　Word 表格的制作

一、实验目的

（1）掌握 Word 表格的建立方法。

（2）掌握 Word 表格的基本编辑方法。

（3）掌握 Word 表格的格式化。

二、实验知识点

表格用于整理数据、文字或图片，便于对内容或概念进行罗列和比较。

Word 可以按用户要求自动绘制表格，也可以徒手绘制表格，创建表格通常是在自动绘制的基础上再徒手修改表格。Word 还可以将符合条件的文本直接转化成表格，也可以将表格转换成文本。

创建一个表格主要包括以下方面：创建空表格、合并或拆分单元格改变表格的结构、增加行或列、删除行或列、输入表格内容、设置表格格式、设置表格内文字或段落的格式等。

1. 创建初始表格

选择"插入"→"表格"→"表格"命令，出现如图 4-10 所示的下拉菜单，可以选择下面几种方法之一来创建表格。

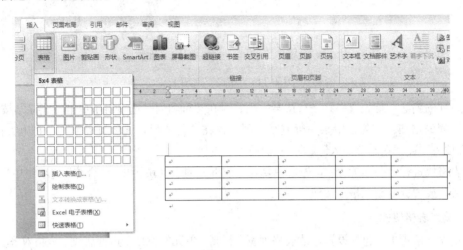

图 4-10　"插入表格"下拉菜单

方法 1：在"插入表格"对话框中直接选择要插入的表格的行、列数，出现一个带阴影的表格并单击，产生一个空白表格。

方法 2：选择"插入表格"命令，在弹出的"插入表格"对话框中设置好行数和列数，单击"确定"按钮，产生一个空白表格。

方法 3：选择"绘制表格"命令，鼠标指针变为画笔状态，这时可以绘制表格。

方法 4：选择"Excel 电子表格"命令，会自动打开 Excel 对象，单击表格外的 Word 文档区则会退出表格编辑，在 Word 编辑点产生一个空白边框为虚线的 Excel 表格。

方法 5：选择"快速表格"级联菜单中所列出的 Word 内置表格，则利用内置的表格模板产生一个带格式和内容的表格。

方法 6：文本和表格的相互转换。选中要转换的文本，选择"文本转换为表格"命令。

【提示】要将文本转换成表格，必须先用分隔符标记表格列框线即竖线的位置，如制表符、空格、逗号或其他字符。

2．表格结构的调整

对于创建好的初始表，还需要对其加以编辑，使之成为满足最终结构的目的表格。调整表格的结构主要包括行、列的增加和删除，单元格的合并和拆分等。而在对表格进行各种操作前，先要选中要操作的表格对象，因此表格的选中是基本操作。可以用鼠标来选中单个单元格、多个连续的单元格区域、行、列乃至整个表格。在单元格选区单击即可选中该单元格，按住鼠标左键并拖动则可选中连续的单元格区域；在文档选区单击，即可选中对应的某行表格，按住鼠标左键并拖动则可选中连续多行甚至整个表格；将鼠标指针移到表格的上方（尽可能地挨近表格），当光标从"I"变为向下箭头时单击，即可选中箭头指向的那一列，此时拖动鼠标可选中连续多列。

表格的结构调整：在选中表格对象之后，在"布局"功能区选择相关命令进行设置，"布局"选项卡如图 4-11 所示。

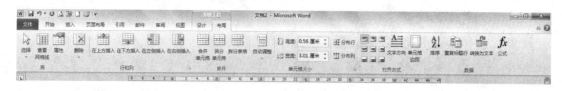

图 4-11　"布局"选项卡

行、列的删除：首先选中某一行或某一列，再在"行和列"选项组中单击"删除"按钮。

行、列的增加：首先选中某一行或某一列，再在"行和列"选项组中单击"在上方插入"/"在下方插入"或"在左侧插入"/"在右侧插入"按钮。

对表格块进行合并和拆分：首先选中要合并或拆分的表格块，再在"合并"选项组中单击"合并单元格"或"拆分单元格"按钮。

3. 设置表格格式

设置表格格式主要包括设置修改表格列宽、行高，单元格宽度、边框底纹、表格对齐方式等，设计表格主要在"设计"选项卡完成，"设计"选项卡如图 4-12 所示。

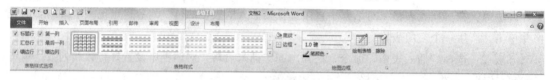

图 4-12　"设计"选项卡

修改表格列宽、行高、单元格宽度：将鼠标指针移到要移动的那条边线上，当鼠标指针变成双向箭头时，按住鼠标左键开始拖动，直到调整为合适的宽度时释放鼠标左键即可。修改表格某行行高时，与调整列宽类似。当要调整某单元格的列宽时，必须先选中该单元格，然后按以上方法进行拖动即可。

修改表格边框底纹：选中要修改的单元格或单元格区域，选择"设计"→"表格样式"→"底纹"命令，在下拉菜单中选择合适的颜色。修改表格边框与设置底纹类似。也可以单击"边框"下拉按钮，在下拉菜单中选择"边框和底纹"命令，在弹出的"边框和底纹"对话框中进行边框和底纹的设置。

设置表格对齐方式：先选中整个表格，然后选择"开始"→"段落"→"居中"命令或者选择"布局"→"表"→"属性"命令，在弹出的"表格属性"对话框中进行设置。

4. 表格内文字或段落格式设置

表格内文字的格式设置主要包括一般的字符格式和段落格式，还有文字方向、单元格边距等。

改变文字方向：选中要设置格式的字符或段落，选择"布局"→"对齐方式"→"文字方向"命令，可以在"水平文字"和"垂直文字"两种文字方向间转换。

设置单元格间距：选中单元格区域，选择"布局"→"对齐方式"→"单元格边距"命令，在弹出的"表格选项"对话框中进行边距的设置。

三、实验内容和步骤

【实验内容 1】建立如图 4-13 所示的"学生基本情况登记表"，并以"学生基本情况登记表.docx"为文件名保存。

（1）Word 表格的创建和对表格结构的调整及文档的保存。

学生基本情况登记表

姓名		曾用名		出生年月		相
性别		民　族		政治面貌		
年龄		籍　贯		身体状况		片

基本情况	毕业学校	
	家庭地址	

	第一学期	第二学期	第三学期	第四学期	第五学期	第六学期	
成							毕
							业
							设
绩							计

何时何地受过何种处罚		何时何地受过何种奖励	

备注	(一)、一律用钢笔填写，字迹要端正、清楚。
	(二)、内容要具体、真实。

图 4-13　学生基本情况登记表

【分析】可先创建一个 7×8 的表格，然后再调整表格的结构和格式。

操作步骤：

① 插入 7 列 8 行的表格：将光标定位到需要插入表格的位置，选择"插入"→"表格"→"表格"→"插入表格"命令，拉出一个 7 列 8 行的表格。

② 选中第 4 行的单元格，选择"布局"→"合并"→"拆分单元格"命令，弹出"拆分单元格"对话框，设置列数为 3，行数为 2，单击"确定"按钮拆分单元格，如图 4-14 所示。

③ 选中拆分后的列竖线，调整合适的列宽，如图 4-15 所示。

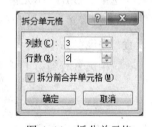

图 4-14　拆分单元格

图 4-15　拆分单元格后的表格

④ 选中第 6 行的第 2 个单元格，选择"布局"→"合并"→"拆分单元格"命令，打开"拆分单元格"对话框，设置列数为 14，行数为 6，单击"确定"按钮，拆分单元格，结果如图 4-16 所示。

↵	↵	↵	↵	↵	↵	↵	↵	↵
↵	↵	↵	↵	↵	↵	↵	↵	↵
↵	↵	↵	↵	↵	↵	↵	↵	↵
↵	↵	↵						↵
↵	↵	↵						↵
↵	↵	↵	↵	↵	↵	↵	↵	↵ ↵ ↵ ↵
	↵	↵	↵	↵	↵	↵	↵	↵ ↵ ↵ ↵
	↵	↵	↵	↵	↵	↵	↵	↵ ↵ ↵ ↵
	↵	↵	↵	↵	↵	↵	↵	↵ ↵ ↵ ↵
	↵	↵	↵	↵	↵	↵	↵	↵ ↵ ↵ ↵
	↵	↵	↵	↵	↵	↵	↵	↵ ↵ ↵ ↵
↵	↵	↵	↵	↵	↵	↵	↵	↵
↵	↵	↵	↵	↵	↵	↵	↵	↵

图 4-16 拆分单元格后的表格

⑤ 合并单元格。选中 H1:H3 单元格区域，选择"布局"→"合并"→"合并单元格"命令，进行单元格合并。

选中 B6:C6 单元格，用同样的方法合并，同理将 D6,E6，F6,G6,H6,I6,J6,K6,L6,M6 两两进行合并。

选中 O6:P9 单元格，用同样方法进行合并；选中 O10:P11 单元格，同样进行单元格合并。

选中 B12:D12 单元格，将其合并；选中 F12:H12 单元格，将其合并。

选中 B13:H13 单元格，将其合并。

⑥ 设置单元格大小。选中第 1 行到第 5 行单元格，选择"布局"→"单元格大小"命令，设置"高度"为 1 cm。

选中第 6 行到第 11 行单元格，用同样的方法，设置单元格高度为 1.5 cm，如图 4-17 所示。

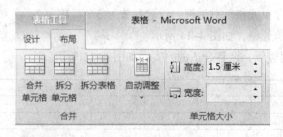

图 4-17 调整高度

选中第 12 行到第 11 行单元格，用同样的方法，设置单元格高度为 4 cm。

选中第 13 行单元格，用同样的方法，设置单元格高度为 3 cm。

结果如图 4-18 所示。

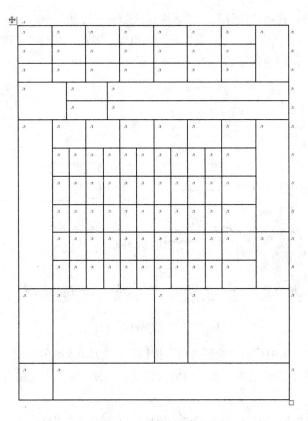

图 4-18　合并及调整行高后的表格

（2）输入表格内容。

操作步骤：

如果表格在页面的最前面，将光标移到第一行的第一个单元，按 Enter 键，表格前就会出现一个空段落，然后输入"学生基本情况登记表"，并在表格中输入其他文字信息，具体内容参考图4-13"学生基本情况登记表"。

（3）设置文字格式。

操作步骤：

① 选中"学生基本情况登记表"，并将其设置为黑体、小二号字，字符间距加宽 4 磅，并居中显示。

② 选中整个表格，将表格内的所有文字设置为黑体、五号。

③ 选中整个表格，选择"布局"→"对齐方式"→"水平居中"命令，则所有文字在水平和垂直两个方向都居中。

④ 选中"贴相片处"单元格，选择"对齐方式"→"文字方向"命令，则该单元格的文字变为竖排文字。

（4）边框和单元格的设置。整个表格外边框设置为图示的粗线型，内框线为 1 磅单实线，添加斜线框线，调整单元格的大小。

操作步骤：

① 选中整个表格，选择"设计"→"表格样式"→"边框"→"边框和底纹"命令，在弹出的"边框和底纹"对话框中设置"外部框线"为粗线，黑色，宽度"3 磅"，"内部框线"为实线，宽度"1 磅"，如图 4-19 所示。

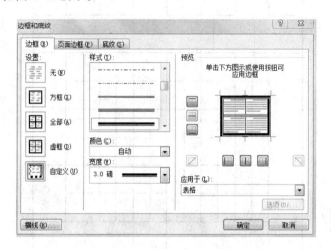

图 4-19 "边框和底纹"对话框

② 在"绘图边框"组中单击"绘制表格"按钮，再选择 0.5 磅的双线，绘制"基本情况"单元格的上、下边线。用同样的方法，将"何时何地受过何种奖励"单元格所在行的上、下边线设置为 3 磅的黑色实线。

③ 选中"第六学期"下的 5 个单元格，选择"设计"→"表格样式"→"边框"→"斜上框线"命令。

④ 用鼠标拖动齐右边线，调整单元格宽度。选中其他单元格或单元格区域进行类似操作。

（5）保存文件。将文件保存为"学生基本情况登记表.docx"。

操作步骤：

单击快速访问工具栏中的"另存为"按钮，弹出"另存为"对话框，保存文件，文件名"学生基本情况登记表"。

【实验内容 2】建立"2017 年招聘工作人员计划表"，并以"2017 年招聘工作人员计划表.docx"为文件名保存。

（1）在 Word 中建立一个"×××卫生系统 2017 年招聘工作人员计划表"，保存文件，文件名"2017 年招聘工作人员计划表.docx"。

① 启动 Word，新建一个空白文档。

② 选择"页面布局"→"页面设置"→"纸张方向"→"横向"命令。

③ 将光标定位在表格的起始处，插入一个 14×9 的表格。

结果如图 4-20 所示。

（2）调整表格结构。

合并单元格，参照【实验内容 1】中合并单元格的方式，进行单元格的合并，结果如图 4-21所示。

图 4-20　14×9 的表格

图 4-21　合并单元格后的表格

（3）输入表格内容及标题，结果如图 4-22 所示。

×××卫生系统 2017 年招聘工作人员计划表

招聘单位	核定编制	2017 年退休		编外用工	需求总数	岗位类别		人员类别		专业	学历	学位	备注
		上半年	下半年			管理岗位	专技岗位	应届毕业生	不限				
合计													

注：特殊专业医学影像和医学影像技术分别报计划

图 4-22　表格内容

（4）设置文字格式，对齐方式。

① 表格标题：隶书，小二号，居中对齐，字符间距加宽 2 磅，"紫色，强调文字颜色 4"底纹。

② 表格中文字格式：黑体，小五号。

③ 表格后文字：宋体，小五号，加粗。

④ 表格中文字对齐方式：水平居中。

结果如图 4-23 所示。

（5）设置表格底纹和边框。

① 表格外框线：1.5 磅黑色实线。

② 表格内框线：0.5 磅黑色实线。

③ 表格标题行，设置"橄榄色，强调文字颜色 3"底纹。

招聘单位	核定编制	2017 年退休		编外用工	需求总数	岗位类别		人员类别		专业	学历	学位	备注
		上半年	下半年			管理岗位	专技岗位	应届毕业生	不限				
合计													

注：特殊专业医学影像和医学影像技术分别报计划

图 4-23　设置文字格式表格样式

④"合计"行，设置"白色，背景 1，深色 25%"底纹。

效果如图 4-24 所示。

招聘单位	核定编制	2017 年退休		编外用工	需求总数	岗位类别		人员类别		专业	学历	学位	备注
		上半年	下半年			管理岗位	专技岗位	应届毕业生	不限				
合计													

注：特殊专业医学影像和医学影像技术分别报计划

图 4-24　***2017 年招聘工作人员计划表

（6）保存文档。将文档保存，文件名"2017 年招聘工作人员计划表.docx"。

实验 3　图文混排与特殊排版

一、实验目的

（1）掌握图文混排的方法。

（2）掌握艺术字、图片、文本框、文本框、剪贴画的插入和编辑操作。

（3）掌握页眉页脚的使用方法。

（4）理解一些特殊方式的排版和公式编辑器的使用。

二、实验知识点

1. 图文混排

图文混排就是指将图片与文本内容进行一定规律的排列，以让文档更加美观。在 Word 文档中排入图片，须掌握两个方面的内容：一是图片的来源与插入；二是如何编辑图片使之与文本内容构成各种效果。

（1）图片的来源。在"插入"选项卡的"插图"组中单击相关按钮，如图 4-25 所示。

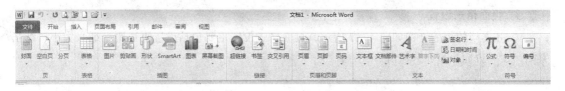

图 4-25　"插入"选项卡

① 来自于用户的图片文件。单击"图片"按钮，在弹出的"插入图片"对话框中找到需要的图片文件，然后单击"插入"按钮即可将该图片插入文档中。

② 图片可选自于"Office 剪辑库"。单击"剪贴画"按钮，在窗口右侧出现的"剪贴画"任务窗格中找到感兴趣的图片插入文本中。

③ 利用 Word 的绘图功能进行自绘。单击"形状"按钮，在列表中选择需要的形状，然后在文档中绘制。

④ 还可以使用类似的方法插入 SmartArt、图表、艺术字等。

（2）图片的编辑。为了使图片和文档文字内容更贴切，可以对插入的图片进行编辑。选择图片后，在"格式"选项卡中选择修改图片的各种属性即可，如图 4-26 所示。

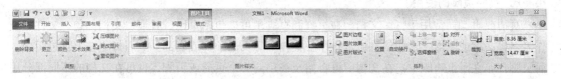

图 4-26　"格式"选项卡

2．特殊格式的排版方法

在"开始"选项卡的"字体"组中和"段落"组中可以进行：拼音指南、带圈字符、纵横混排、合并字符、双行合一等特殊格式排版。

3．公式编辑器的使用

选择"插入"→"文本"→"对象"命令，弹出"对象"对话框，在"新建"选项卡的"对象类型"列表中选择"Microsoft 公式 3.0"对象，即可完成数学公式的输入。

4．文本框的使用

文本框是装载文本或图片的容器，具有图形对象的性质，可以放置在页面上的任何位置。一般情况下，正文内容只能放在正文区，同时，文本一般只能横排。如果想将正文内容置于文档页面的任何位置或进行文本的横向排版，应用文本框便很容易实现。

选择"插入"→"文本"→"文本框"命令，在弹出的下拉菜单中选择合适的内置模板自动插入一个文本框；选择"绘制文本框"命令绘制一个横排文本框；选择"绘制竖排文本框"命令绘制一个竖排文本框。可直接在文本框中输入文字，选中文本框可以进行字符和段落格式设置。

如果要对文本框进行格式设置，则选中文本框后右击，在弹出的快捷菜单中选择"设置文本框格式"命令，弹出"设置文本框格式"对话框，进行文本框格式设置。

5. 页面格式设置

Word 文档的页面结构如图 4-27 所示，页面格式设置主要包括设置页边距、纸张大小、纸张方向、文字方向、页面分栏等。

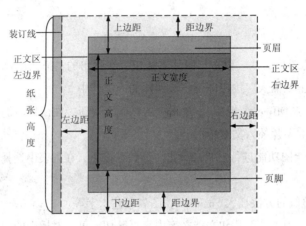

图 4-27　Word 文档页面结构

6. 页眉页脚的使用

页眉或页脚通常用于打印文档。在页眉和页脚中可以包括页码、日期、文档标题、文件名或作者名等文字或图形，这些信息通常打印在文档中每页的顶部或底部。页眉打印在上页边距中，而页脚打印在下页边距中。在文档中可自始至终用同一个页眉或页脚，也可在文档的不同部分用不同的页眉和页脚。若要在文档中每个页面的上下页边距的区域设置内容（如页码），可选择"插入"→"页眉页脚"→"页眉"或"页脚"命令，并在列表中选择相关选项。

三、实验内容和步骤

（1）图文混合文档排版：对素材"实验六原始文档.doc"按照要求进行排版。

将标题"医圣张仲景"做成艺术字标题，格式为第六行第三列样式（填充-红色，强调文字颜色 2，粗糙棱台），"位置"为嵌入文本行中。

操作步骤：

选中标题文字"医圣张仲景"，选择"插入"→"文本"→"艺术字"下拉列表中的第六行第三列样式；选中艺术字，选择"格式"→"排列"→"位置"命令，在下拉列表中选择"嵌入文本行中"命令，取消艺术字的选定。

（2）在艺术字的下方插入一线条，格式：中等线-强调颜色 3。

操作步骤：

将光标移到艺术字的下方，选择"插入"→"插图"→"形状"→"线条"→"直线"命令，同时按住【Shift】键在艺术字的下方绘制一条适当长度的直线；选中直线，在"格式"选项卡的"形状样式"组中选择第二行第四列样式（中等线-强调颜色 3），取消线条的选定。

（3）设置正文格式：正文 1~4 段落首行缩进 2 字符；第 1 段落设置首字下沉，下沉效果：下沉 2 行，字体幼圆；第 3 段文字设置为四号华文行楷，分为两栏。

操作步骤：

① 选定正文的第 1～4 段，选择"开始"→"段落"→"段落"命令，弹出"段落"对话框，在"缩进和间距"选项卡的"缩进"选项"特殊格式"选择"首行缩进"，"磅值"为 2 字符。

② 将光标放置在正文第 1 段任意位置，选择"插入"→"文本"→"首字下沉"→"首字下沉选项"命令，弹出如图 4-28 所示的对话框。

③ 选中正文第 3 段，在"开始"选项卡的"字体"组中设置文字效果为"四号华文行楷"；选择"页面布局"→"页面设置"→"分栏"→"两栏"命令，分成两栏。

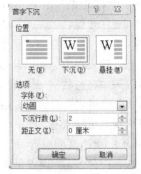

图 4-28　"首字下沉"对话框

（4）插入图片到文档：在正文第 1 段的右边适当位置插入图片"张仲景"，大小为原图的 50%，"位置"为顶端居右；在正文第 3 段的右边栏的中间适当位置插入图片"伤寒杂病论"，大小为原图的 50%，紧密型环绕，图片效果为阴影-向右偏移。

操作步骤：

① 将光标放置在第 1 段右边的适当位置，选择"插入"→"插图"→"图片"命令，弹出"插入图片"对话框，选择图片"张仲景"，单击"插入"按钮；在选中图片的情况下，选择"格式"→"大小"→"高级版式"→"大小"命令，弹出"布局"对话框。在"大小"选项卡的"缩放"组中设置高度和宽度都为原图 50%；选择"格式"→"排列"→"位置"→"顶端居右"。

② 将光标放置在第 3 段右栏的中间位置，选择"插入"→"插图"→"图片"命令，弹出"插入图片"对话框，选择图片"伤寒杂病论"，单击"插入"按钮。

③ 在选中图片的情况下，选择"格式"→"大小"→"高级版式"→"大小"命令，弹出"布局"对话框，在"大小"选项卡的"缩放"组中设置高度和宽度都为原图 20%。

④ 选择"格式"→"排列"→"自动换行"→"紧密型环绕"命令，拖动图片适当调整位置。

⑤ 选择"图片样式"→"图片效果"→"发光效果"中第二行第一列的样式。

（5）插入文本框：在图片的下方插入一个文本框，内容为"伤寒杂病论"，文本框格式为无线条无填充颜色，文本框内文字字体格式：仿宋、小五、加粗、红色。

操作步骤：

① 选择"插入"→"文本"→"文本框"→"绘制文本框"命令，自动绘制一个横排文本框，在文本框中输入"伤寒杂病论"。

② 选中文本框并右击，在弹出的快捷菜单中选择"设置形状格式"命令，弹出"设置形状格式"对话框，设置"无填充、无线条"；拖动文本框到图片的下方。

③ 选中文本框，在"开始"选项卡的"字体"组中设置文本字体仿宋、字号小五、加粗、红色。

④ 选中文本框并右击，在弹出的快捷菜单中选择"其他布局选项"命令，弹出"布局"对话框，在"文字环绕"选项卡的"环绕方式"选项选择上下型，单击"确定"按钮。

（6）将正文第 4 段的"匮"设置为带拼音字符，拼音的字号为 10、偏移量为 2 磅。

操作步骤：

选中第 4 段的"匮"，在"开始"选项卡的"字体"组中单击"拼音指南"按钮，在弹出的"拼音指南"对话框中设置字号为 10、偏移量为 2 磅。

（7）设置页眉和页脚：在文档的页眉中间位置显示学生所在学院班级姓名信息，如"药学院2017中药班张三"；在页脚右侧位置显示页码，格式为–1–，–2–，–3–，…。

操作步骤：

选择"插入"→"页眉页脚"→"页眉"→"内置"下的"空白"样式，进入页眉页脚编辑状态。输入页眉，如"药学院2017中药班张三"，单击"页码"按钮，选择"页面底端"→"简单"→"普通数字3"样式；单击"页码"按钮，在下拉菜单中选择"设置页码格式"命令，弹出"页码格式"对话框，格式编号选择"–1–，–2–，–3–，…"，单击"确定"按钮。单击正文区，退出页眉页脚状态。

（8）文档页面设置：纸张大小为国际标准A4型（21cm×29.7cm），页边距为上2.5cm；下2.5cm；左2cm；右2cm，设置页面背景和边框：填充效果–羊皮纸，艺术型边框。

① 选择"页面布局"→"页面设置"→"纸张大小"命令，在下拉列表中选择"A4 21厘米×29.7厘米"。

② 单击"页边距"按钮，在下拉列表中选择"自定义边距"选项，弹出"页面设置"对话框，在"页边距"选项卡中设置页边距："上"为2.5厘米、"下"为2.5厘米、"左"为3厘米、"右"为3厘米。

③ 选择"页面布局"→"页面背景"→"页眉颜色"→"填充效果"命令，弹出"填充效果"对话框，选择"纹理"选项卡，选择"羊皮纸"纹理

④ 选择"页面布局"→"页面背景"→"页眉边框"命令，弹出"边框和底纹"对话框，选择"边框"选项卡，选择"艺术型边框"。

（9）将文档保存为"实验六任务1排版结果.docx"。

操作步骤：

选择"文件"→"另存为"命令，将文件另存为"实验6任务1排版结果.docx"。

效果如图4-29所示。

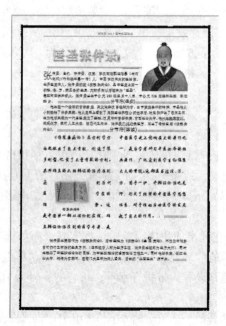

图4-29　排版结果

（10）利用 SmartArt 绘制图形绘制如图 4-30 所示的图形，并以"膳食金字塔.docx"保存。

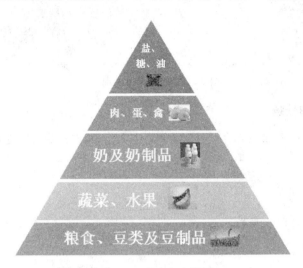

图 4-30　膳食金字塔图

实验 4　邮 件 合 并

一、实验目的

（1）掌握邮件合并的使用。

（2）巩固表格的制作方法。

二、实验知识点

1. 邮件合并

在邮件文档（主文档）的固定内容中，合并与发送信息相关的一组通信资料（数据源：如 Excel 表、Access 数据表等），从而批量生成需要的邮件文档，大大提高工作的效率。邮件合并功能除了可以批量处理信函、信封等与邮件相关的文档外，还可以轻松地批量制作标签、工资条、成绩单等。

2. 适用范围

需要制作的数量比较大且文档内容可分为固定不变的部分和变化的部分（比如打印信封，寄信人信息是固定不变的，而收信人信息是变化的部分），变化的内容来自数据表中含有标题行的数据记录表。

3. 邮件合并的基本过程包括三个步骤

第一步：建立主文档：主文档是指邮件合并内容中固定不变的部分，如信函中的通用部分。

第二步：准备数据源：数据源就是数据记录表，其中包含着相关的字段和记录内容。

第三步：将数据源合并到主文档中

Word 提供的邮件合并功能可以满足此需求，可以减少重复工作，提高效率。"邮件合并"操作主要在"邮件"选项卡中完成。"邮件"选项卡如图 4-31 所示。

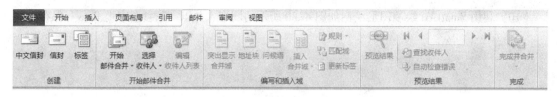

图 4-31 "邮件"选项卡

三、实验内容和步骤

（1）新建一主文档，完成后保存"录取通知书主文档.docx"，效果如图 4-32 所示。

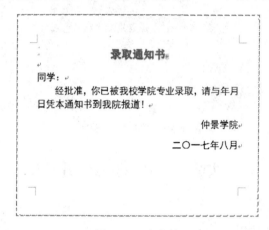

图 4-32 主文档

操作步骤：

① 启动 Word，新建一空白文档。

② 录入通知书文字。

（2）编辑排版主文档：页面设置，文字格式和段落设置。

操作步骤：

① 选中标题文字"录取通知书"，选择"插入"→"文本"→"艺术字"命令，选择第五行第三列样式；选中艺术字，选择"格式"→"排列"→"位置"→"顶端居中"命令，取消艺术字的选定。

② 字体格式和段落设置：在"开始"选项卡"字体"组中选择字体黑体、字号二号；打开"段落"对话框，设置段后间距 1 行，行距 1.5 倍行距，"仲景学院"和日期右对齐。

③ 页面设置：选择"页面布局"→"页面设置"→"纸张大小"→"其他页面大小"命令，打开"其他页面大小"对话框，自定义纸张大小为宽度 22 厘米，高度 18 厘米。

（3）保存文档。

（4）新建数据源文档，完成后保存"录取通知书数据源.docx"，效果如图 4-33 所示。

操作步骤：

① 启动 Word，新建一空白文档。

② 插入 6×5 表格。

③ 录入表格信息。

④ 保存数据源文档，文件名"录取通知书数据源.docx"，保存后，关闭该文档。

姓名	录取学院	录取专业	报到时间/年	报到时间/月	报到时间/日
张三	体育学院	运动康复	2017	9	1
王丽丽	药学院	中药学	2017	9	1
李波	信息工程学院	医学信息	2017	9	1
蔡明	护理学院	护理学	2017	9	1

图 4-33　数据源

（5）合并文档。

操作步骤：

① 在快速访问工具栏中单击"打开"按钮，打开"录取通知书主文档.docx"。

② 选择"邮件"→"开始邮件合并"→"选择收件人"→"使用现有列表"命令，打开"选取数据源"对话框，打开磁盘中的"录取通知书数据源.docx"，如图 4-34 所示。

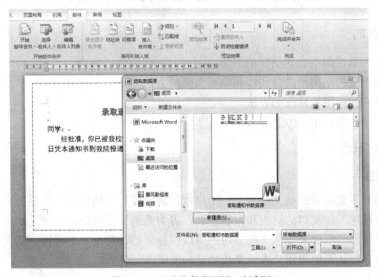

图 4-34　"选取数据源"对话框

③ 将光标定位到主文档中的"同学"前，选择"邮件"→"编写和插入域"→"插入合并域"→"姓名"命令；用同样的方法，插入其他的合并域，完成如图 4-35 所示。

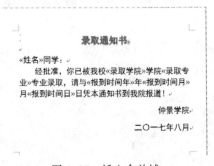

图 4-35　插入合并域

④ 对合并域设置字体格式：选中合并域，字体华文行楷，字号二号。

⑤ 选择"邮件"→"完成"→"完成并合并"→"编辑单个文档"→"全部"命令完成合

并，生成如图 4-36 所示的录取通知单。

⑥ 将生成的合并结果新文档"录取通知书.docx"另存为"邮件合并结果.docx"。

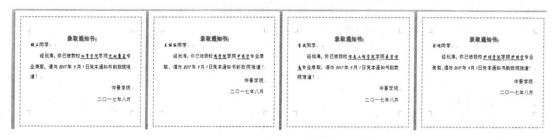

图 4-36   邮件合并结果

实验 5   样式和样式表的应用

一、实验目的

（1）掌握在大纲视图下建立纲要的方法。
（2）掌握利用文档结构图进行阅读和编辑文档的方法。
（3）掌握样式的应用和修改的方法。
（4）掌握目录的自动生成方法。

二、实验知识点

1. 大纲视图

对于一篇具有多重标题的长文档而言，用户往往需要按照文档中标题的层次来查看文档，使用大纲视图可以迅速了解文档的结构和内容梗概，因为大纲视图可以清晰地显示文档的结构，正好可按照文档中标题的层次来显示文档，用户可以折叠文档，只查看主标题，或者扩展文档，查看整个文档的内容，从而使得用户查看文档的结构变得十分容易。

在这种视图方式下，用户还可以通过拖动标题来移动、复制或重新组织正文，方便了用户对文档大纲的修改。还可以通过折叠文档来查看主要标题，或者展开文档以查看所有标题，以及正文内容。用户可以在大纲视图中上下移动标题和文本，从而调整它们的顺序。大纲视图能够显示文档的结构。用户还可以将正文或标题"提升"到更高的级别或"降低"到更低的级别，如图 4-37 所示

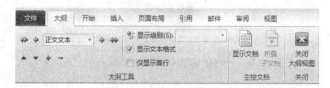

图 4-37   "大纲"选项卡

2. 样式

样式是字体、字号和缩进等格式设置特性的组合，将这一组合作为集合加以命名和存储。样式是提前定义好的。应用样式时，将同时应用该样式中所有的格式设置指令。用户可以将一种样式应用于某个段落，或者段落中选定的字符上。所选定的段落或字符便具有这种样式定义的

格式。如果用户一次性改变使用某个样式的所有文字的格式时，只需修改该样式即可。例如，标题 2 样式最初为"四号、宋体、两端对齐、加粗"，如果用户希望标题 2 样式为"三号、隶书、居中、常规"，此时不必重新定义标题 2 的每一个实例，只需改变标题 2 样式的属性即可。使用样式可以使文档的格式更容易统一。使用样式还可以构筑大纲，使文档更有条理，编辑和修改更简单。

样式可以新建、修改和应用，选择"开始"→"样式"→"样式"命令，在打开的"样式"任务窗格中可以实现样式的各类功能要求。"开始"选项卡的"样式"组如图 4-38 所示。

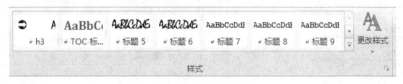

图 4-38　"样式"组

三、实验内容和步骤

（1）为文件"大纲、样式和目录原始文档.docx"各章节标题建立纲要，并打开"导航"窗口显示纲要，建立好的段落章节纲要如图 4-39 所示。

操作步骤：

① 打开"大纲、样式和目录原始文档.docx"。

② 在"视图"选项卡的"显示"组中选择"导航窗格"复选框。

③ 在"文档视图"组中单击"大纲视图"按钮，进入大纲视图显示方式。

④ 选中第 1 段标题文字"大数据对我们生活的影响"，在"大纲工具"组中单击"大纲级别"按钮，在下拉列表中选"1 级"。

⑤ 用同样的方法将"一、大数据是什么""二、大数据的特点""三、大数据的来源"等相同级别的七个段落设置为 2 级；将"（一）数据体量巨大""（二）数据类型繁多"……"（二）教育"等同级别的十二个段落设置为 3 级，如图 4-40 所示。

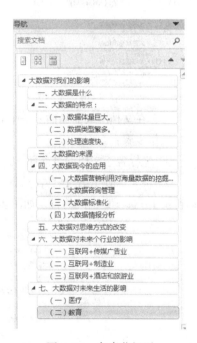

图 4-39　各章节纲要

⑥ 在"关闭"组中单击"关闭大纲视图"按钮。

（2）给各章节标题应用样式。

操作步骤：

① 将 1 级标题应用"标题 1"样式：选中第 1 段标题"大数据对我们生活的影响"，在"开始"选项卡"样式"组的"快速样式列表"框中单击"标题 1"样式，然后在"段落"组中选择"居中"按钮。

② 按照第①步相同的方法，将"一、大数据是什么""二、大数据的特点""三、大数据的来源"七个段落应用"标题 2"样式。

③ 修改标题 2 样式：在"样式"组选中"标题 2"样式并右击，在弹出的快捷菜单中选择"修

改"命令，弹出"修改样式"对话框。在该对话框中作如下设置："字号"为小三号、加粗、仿宋、蓝色；"段落格式"为无缩进、段前段后距各 0.5 行，如图 4-41 所示。

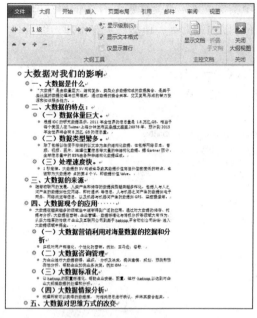

图 4-40　大纲试图

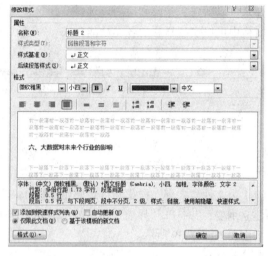

图 4-41　修改"标题 2"样式

（3）在文档的最前面插入一个新页面，并生成自动目录。

操作步骤：

① 光标置于文档的最前面，选择"插入"→"页"→"分页"命令。

② 将光标置于第 1 页，选择"引用"→"目录"→"目录"命令，在下拉列表中选择"自动目录 1"选项，生成的目录如图 4-42 所示。

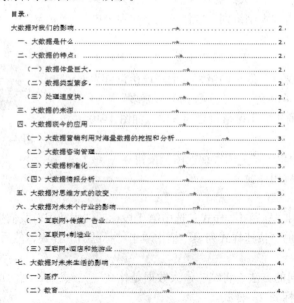

图 4-42　自动生成目录后的效果

③ 将文件另存为"排版结果.docx"。

实验 6　Word 综合排版实训

一、实验目的

（1）对 Word 文档进行综合排版。

（2）巩固对文档的编辑

（3）巩固字符、段落格式、页面格式设置。

（4）巩固表格的创建和编辑。

（5）巩固图文混排操作。

二、实验知识点

Word 文档综合排版主要包括文档编辑，字符格式、段落格式、页面格式设置，表格创建和编辑、图文混排、编辑等操作。

三、实验内容和步骤

将"综合排版原始文档.docx"按进行排版。

操作步骤：

① 将全文（除第 1 段标题文字外）所有段落字符格式设置为微软雅黑、小四号；段落格式设置为首行缩进 2 个字符，段后间距 1 行，行距为固定值 20 磅；页面格式设置为 A4 纸 21cm×29.7 cm，页边距上、下、左、右都为 2 cm。

② 第 1 段标题文字应用"标题 2"样式；给正文第 1 段（标题段落）设置 1.5 磅绿色双线方框，浅蓝色底纹，居中对齐，首字下沉。

③ 将"标题 2"样式格式修改为加粗、小三号、仿宋。

④ 选中文中"急性伤病……体弱者"四段，设置项目符号，符号格式为📖。

⑤ 在正文第 3 段的右边适当位置插入图片"康复治疗"，图片格式设置：大小为原图的20%，紧密型环绕，图片样式：复杂框架，黑色，图片效果："阴影"下"外部"中的"向下偏移"。

⑥ 将正文第 3 段做成一个效果，如图 4-43 所示的竖排文本框，文本框内文字效果三号楷体，行距为单倍行距，无缩进效果，文本框格式：形状样式中的"彩色填充-橙色，强调颜色 6"。

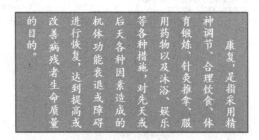

图 4-43　竖排文本框

⑦ 在正文最后 1 段后插入如图 4-44 所示的表格。

项目	临床医学	康复医学
核心理念	以疾病为中心	以运动功能障碍为中心
行为模式	生物学模式	生物-心理-社会模式
治疗对象	各类病人	功能障碍和残疾者
评估	疾病诊断和系统功能	躯体心理生活社会功能
治疗手段	药物\手术	非药物治疗,患者主动参与
工作模式	专业化分工模式	团队模式
家属介入	不需要家属介入	需要家属直接介入

图 4-44　插入表格

⑧ 给正文页添加页眉"中医康复",设置字体楷体,五号,加粗,居中对齐;页脚右侧添加页码,页码格式为"1,2,3,…"。

⑨ 添加页面水印文字"中医养生康复学",字体颜色为标准色红色。

⑩ 将文件保存为"综合排版结果.docx",结果如图 4-45 所示。

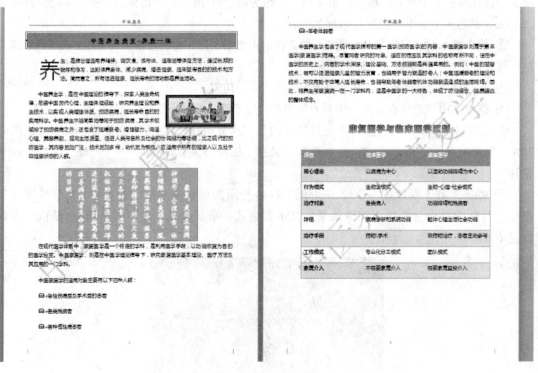

图 4-45　排版结果

习　题

一、选择题

1. 中文 Word 2010 是（　　　）。
   A. 文字编辑软件　　　B. 系统软件　　　　　　C. 硬件　　　　　　　　D. 操作系统

2. 在 Word 2010 的文档窗口进行最小化操作（　　　）。
   A. 会将指定的文档关闭
   B. 会关闭文档及其窗口
   C. 文档的窗口和文档都没关闭
   D. 会将指定的文档从外存中读入，并显示出来

3. 用 Word 2010 中进行编辑时，要将选定区域的内容放到的剪贴板上，可单击"开始"选项卡中的（　　　）按钮。
   A. 剪切或替换　　　　B. 剪切或清除　　　　C. 剪切或复制　　　　D. 剪切或粘贴

4. 使图片按比例缩放应选用（　　　）。
   A. 拖动中间的句柄　　B. 拖动四角的句柄　　C. 拖动图片边框线　　D. 拖动边框线的句柄

5. 能显示页眉和页脚的是（　　　）。
   A. 普通视图　　　　　B. 页面视图　　　　　C. 大纲视图　　　　　D. 全屏幕视图

6. Word 2010 窗口界面的组成部分中，除常见的组成元素外，还新增加的元素是（　　　）。
   A. 标题栏　　　　　　B. 快速访问工具栏　　C. 状态栏　　　　　　D. 滚动条

7. 要删除单元格正确的是（　　　）。
   A. 选中要删除的单元格，按 Del 键
   B. 选中要删除的单元格，单击"剪切"按钮
   C. 选中要删除的单元格，使用 Shift+Del
   D. 选中要删除的单元格，使用右键菜单中的"删除单元格"命令

8. 新建 Word 文档的快捷键是（　　　）。
   A. Ctrl+N　　　　　　B. Ctrl+O　　　　　　C. Ctrl+C　　　　　　D. Ctrl+S

9. Word 2010 在编辑一个文档完毕后，要想知道它打印后的结果，可使用（　　　）功能。
   A. 打印预览　　　　　B. 模拟打印　　　　　C. 提前打印　　　　　D. 屏幕打印

10. 在 Word 若要删除表格中的某单元格所在行，则应选择"删除单元格"对话框中的（　　　）。
    A. 右侧单元格左移　　B. 下方单元格上移　　C. 整行删除　　　　　D. 整列删除

11. 如果用户想保存一个正在编辑的文档，但希望以不同文件名存储，可用（　　　）命令。
    A. "保存"　　　　　　B. "另存为"　　　　　C. "比较"　　　　　　D. "限制编辑"

12. 在 Word 中，如果在输入的文字或标点下面出现红色波浪线，表示（　　　），可用"审阅"功能区中的"拼写和语法"来检查。
    A. 拼写和语法错误　　B. 句法错误　　　　　C. 系统错误　　　　　D. 其他错误

13. 给每位家长发送一份《期末成绩通知单》，用（　　　）命令最简便。
    A. 复制　　　　　　　B. 信封　　　　　　　C. 标签　　　　　　　D. 邮件合并

14. 在 Word 2010 中，可以通过（　　　）功能区对所选内容添加批注。

    A. "插入"　　　　　　B. "页面布局"　　　　C. "引用"　　　　　D. "审阅"

15. 在 Word 2010 中，默认保存后的文档格式扩展名为（　　　）。

    A. *.dos　　　　　　　B. *.docx　　　　　　C. *.html　　　　　D. *.txt

16. 在 Word 2010 中，默认的视图方式是（　　　）。

    A. 页面视图　　　　　B. Web 板式视图　　　C. 大纲视图　　　　D. 普通视图

17. 在 Word 2010 中，默认的字体，字号是（　　　）。

    A. 楷体，四号　　　　B. 宋体，五号　　　　C. 隶书，5 号　　　D. 黑体，4 号

18. 在 Word 2010 编辑状态下，利用（　　　）可快速，直接调整文档的左右边界。

    A. 功能区　　　　　　B. 工具栏　　　　　　C. 菜单　　　　　　D. 标尺

19. 想打开最近使用过的 Word 文档，以下不能打开指定文档的方法是（　　　）。

    A. 单击，Office 按钮菜单中的，打开命令，在弹出的对话框中双击文件名

    B. 直接使用 Ctrl+O 组合键，在弹出的对话框中双击文件名

    C. 单击，Office 按钮菜单中的，最近使用的文档中的文件名

    D. 直接按字母键 O

20. 在 Word 2010 的编辑状态中，"复制"操作的组合键是（　　　）。

    A. Ctrl+A　　　　　　B. Ctrl+C　　　　　　C. Ctrl+V　　　　　D. Ctrl+X

21. 下列操作中，（　　　）能实现选择整个文档。

    A. 将光标移到文档中某行的左边，待指针改变方向后，单击

    B. 将光标移到文档中某行的左边，待指针改变方向后，双击

    C. 将光标移到文档中某行的左边，待指针改变方向后，三击

    D. 将光标移到文档内的任意字符处，三击

22. Word 2010 具有分栏功能，下列关于分栏的说法正确的是（　　　）。

    A. 最多可以分 4 栏　　　　　　　　　B. 各栏的宽度必须相同

    C. 各栏之间不能插入分隔线　　　　　D. 各栏之间的间距是固定的

23. Word 2010 中，现有前后两个段落且段落格式也不同，当删除前一个段落结尾结束标记时
（　　　）。

    A. 两个段落合并为一段，原先格式不变

    B. 仍为两段，且格式不变

    C. 两个段落合并为一段，并采用前一段落格式

    D. 两个段落合并为一段，并采用后一段落格式

24. 当前正在编辑的 Word 2010 文档的名称显示在窗口的（　　　）中。

    A. 标题栏　　　　　　B. 菜单栏　　　　　　C. 工具栏　　　　　D. 状态栏

25. 在编辑 Word 2010 文档时，若要插入文本框，可以通过执行（　　　）选项卡中的相关按钮来
完成。

    A. "文件"　　　　　　B. "编辑"　　　　　　C. "视图"　　　　　D. "插入"

26. 在 Word 2010 文档中，可以使被选中的文字内容看上去像使用荧光笔作了标记一样。此效果
是使用 Word 2010 的（　　　）文本功能。

  A. "字体颜色"　　　　　　　　　　B. "突出显示"

  C. "字符底纹"　　　　　　　　　　D. "文字效果"

27. Word 2010 的视图模式中新增加的模式是（　　　）。

  A. 普通视图　　　　B. 页面视图　　　　C. 大纲视图　　　　D. 阅读版式视图

28. 在 Word 文档中有一段落的最后一行只有一个字符，想把该字符合并到上一行，下述方法中（　　　）无法达到该目的。

  A. 减少页的左右边距　　　　　　　　B. 减小该段落的字体的字号

  C. 减小该段落的字间距　　　　　　　D. 减小该段落的行间距

29. 以下操作不能退出 Word 的是（　　　）。

  A. 单击标题栏左端控制菜单中的"关闭"命令

  B. 单击文档标题栏右端的"X"按钮。

  C. 选择"文件"→"退出"命令。

  D. 单击应用程序窗口标题栏右端的"X"按钮。

30. 在 Word 中，要给图形对象设置阴影，应执行（　　　）操作。

  A. "格式"选项卡中的"图片效果"命令　B. "常用"工具栏中的"阴影"命令

  C. 格式"工具栏中的"阴影"命令　　　D. "绘图"工具栏中的"阴影"命令

二、判断题

1. Word 2010 是 IBM 公司的产品。　　　　　　　　　　　　　　　　　　　　（　　　）

2. 在 Word 2010 中两端缩进不属于段落缩进方式。　　　　　　　　　　　　（　　　）

3. 在 Word 2010 中无法实现的操作是在页眉中插入剪贴画。　　　　　　　　（　　　）

4. Word 2010 具有表格处理，绘制图形，自动更正功能。　　　　　　　　　（　　　）

5. Word 2010 中，文本框可以包含文字但不能包含图形的图形对象。　　　　（　　　）

6. 使用格式刷可以进行快速格式复制操作。　　　　　　　　　　　　　　　（　　　）

7. Word 2010 文档中，选择一块矩形文本区域，需利用 A1t 键。　　　　　　（　　　）

8. 当输入一个 Word 2010 文档到右边界时，插入点会自动移到下一行最左边，这是 Word 2010 的自动换行功能。　　　　　　　　　　　　　　　　　　　　　　　　　　（　　　）

9. Word 2010 的视图有 Web 版式视图、浏览视图、大纲视图、草稿视图。　（　　　）

10. "字体颜色"按钮右边的颜色下拉列按钮中自动的颜色是黑色。　　　　　（　　　）

11. 段落"对齐方式"按钮位于"字体"组中。　　　　　　　　　　　　　　（　　　）

12. 替换时不可以一次性全部替换。　　　　　　　　　　　　　　　　　　（　　　）

13. 对当前文档的分栏最多可分为三栏。　　　　　　　　　　　　　　　　（　　　）

14. 页边距可以通过标尺设置。　　　　　　　　　　　　　　　　　　　　（　　　）

15. 插入艺术字即能设置字体，又能设置字号。　　　　　　　　　　　　　（　　　）

三、问答题

1. 如何使用样式集更改整篇文档的段落间距？

2. 如何保存和重复使用模板？

3. 如何更改文档背景？

4. 如何更改图片的颜色浓度？

5. 在 Word 2010 中如何裁剪图片？

6. 在 Word 2010 中如何插入常用的或预先设好格式的公式？

7. 在 Word 2010 中如何删除分节符？

8. 在 Word 2010 中如何将文本转换成表格？

9. 在 Word 2010 中如何向页眉或页脚中添加文件名？

10. 如何设置不同的页眉和页脚？

11. Word 2010 中怎么把页眉中的横线去掉？

12. 如何设置自动生成目录？

实验 1　Excel 工作表基本操作及格式设置

一、实验目的

（1）掌握 Excel 工作簿的基本操作。

（2）掌握各类数据的输入和编辑方法。

（3）掌握工作表数据的格式化和条件格式。

（4）掌握 Excel 工作表的基本操作，包括命名、复制、移动、插入、删除。

（5）掌握工作表的格式设置方法。

二、实验知识点

由 Excel 2010 所建立的文件，就是一个工作簿，其扩展名为 ".xlsx"。工作簿是处理和存储数据的文件。由于每个工作簿可以包含多张工作表，可以同时在多张工作表上输入并编辑数据，并且可以对不同工作表的数据进行汇总计算，因此可在一个文件中管理多种类型的相关信息。工作簿就像一本书，而工作表就像书里的每一页。在一个工作簿中所包含的工作表都以标签的形式排列在状态栏的上方，当需要进行工作表的切换时，只要单击工作表名称标签，对应的工作表就显示到屏幕上，原来的工作表即被隐藏起来。

工作表是 Excel 完成一项工作的基本单位。工作表由单元格组成。工作表内可以包括字符串、数字、公式、图表等丰富信息，每张工作表都有一个工作表标签与之对应，工作表的名字在工作表标签上显示。在 Excel 2010 中每张工作表由 1 048 576 行和 16 384 列组成，行号用数字标记，列号由字母标记。工作表不单独存盘，而是依附在包含它的工作簿中保存。当启动 Excel 时，Excel 将自动建立一个工作簿，并且为此工作簿创建 3 张工作表，在窗口底部看到的 "Sheet" 标签表示的就是工作表，有几个标签就表示有几个工作表可见，默认打开时有 3 个工作表，可以添加或删除工作表，也可以对工作表标签重命名、隐藏工作表标签等操作。

单元格是工作表中的行、列交叉构成的小方格，它是工作表的基本元素，也是 Excel 独立操作的最小单元，用户可以在单元格中输入文字、数据、日期、图片和公式，也可以对单元格进行各种格式的设置。每个单元格都有其固定地址，单元格的地址通过列号和行号表示，如 F8 单元格表示第 8 行和第 F 列交叉处的小方格，通常把 F8 称为这个单元格的地址。在一张 Excel 2010 工作表中，最多能有 1 048 576 × 16 384 个单元格。

在 Excel 工作表中输入数据可以通过常规键盘方式输入，也可以通过某些特定的方式自动输入，Excel 对输入的数据会自动区分类型，一般采用默认格式。几种常见数据的输入如下：

1．输入数值

（1）数值包括 0 到 9 组成的数字和特殊字符：+、–、E、e、$、/、%、()等字符。

（2）默认方式下，数值在单元格内靠右对齐。若数值输入超长，则以科学记数法显示，实际保存在单元格中的数值保留 15 位有效数字。若小数输入超出设定的位数，则从超出位四舍五入显示；若小数位没有设定，则默认保留 15 位有效数字。当单元格中显示一串#号时，表示此列的列宽不够显示此数字。可调整列宽，以正确显示此数。

（3）负数的"–"号必须有，用圆括号括起来的数也代表负数，如输入"–123"和"(123)"都在单元格中得到–123。

（4）输入分数时应在前面用 0 和一个空格引导，如"0 1/2"。

2．输入文本

文本是包括汉字、英文字母、数字、空格及所有键盘能输入的符号或者是它们的组合。文本输入后在单元格中左对齐，有时为了将电话号码、邮政编码、学号等数字作为文本处理，输入前在数字前加一个半角单引号（如'550002），即可变成文本类型。文本输入超出单元格的宽度时，将显示到右列；若右列有内容，将被截断显示。

3．输入日期和时间

一般情况下，日期的年、月、日之间用"/"或"–"分割，输入"年/月/日"或"年–月–日"，一般常用的日期格式为"yy/mm/dd"和"yy-mm-dd"，时间格式为"hh:mm:ss"，时、分、秒之间用分号分隔，如"8：30：45"。正确输入后，日期和时间数据将在单元格中右对齐。

若在某一单元格中同时输入日期和时间，应用空格将它们分隔开。

要输入当前日期，按 Ctrl+;组合键，要输入当前时间，按 Ctrl+Shift+;组合键。

4．输入序列

在输入表格数据时往往需要输入一些有规律变化的数据，如等差或等比序列，可通过"填充句柄""自定义序列"或"填充菜单"等方式快速输入。

5．格式化工作表

工作表建立后，创建的工作表在外观上是平淡的，千篇一律的字体、单一的颜色、标题和合计之类的文字不够醒目和突出等。因此要创造一个醒目、美观、重点突出的工作表就要对工作进行格式化。工作表的格式化包括数字格式、对齐格式、字体、边框线、图案（底纹）和列宽行高等的设置。经常采用的方法如下：

方法一：自定义格式。

方法二：套用表格格式。

方法三：利用"格式刷"和"选择性粘贴"。

方法四：条件格式。

6．工作表的保存

完成一个工作簿中的数据处理后，最后需要将工作簿文件保存到盘上。在保存工作簿文件时，最好给工作簿文件起一个和内容相符的名字，还要注意工作簿文件的存盘位置。如不做任何设置，Excel 将把当前工作簿保存到“My Documents”文件夹中，并按默认文件名“工作簿 1.xlsx”命名。

三、实验内容和步骤

（1）Excel 工作簿的新建、保存及常规数据的输入。

要求：建立如图 5-1 所示的药品采购表，并以“药品采购.xlsx”为文件名保存。

	A	B	C	D	E	F	G	H	I	J	K	L
1	药品采购表											
2	编号	药品名	采购部门	剂型	单价	第一季度	第二季度	第三季度	第四季度	总量	总价	季度平均采购
3		藿香正气水	中医科	口服液	12	400	100	300	300			
4		双黄连口服液	呼吸科	口服液	9.1	200	200	400	400			
5		桑菊感冒片	内科	片剂	8.4	350	300	350	500			
6		十滴水	皮肤科	口服液	5.4	200	400	100	450			
7		阿莫西林	中西医结合科	针剂	22	400	450	50	550			
8		黄连上清片	妇科	片剂	15	500	200	550	600			
9		逍遥丸	妇科	片剂	8	150	300	500	350			
10		抗病毒口服液	儿科	口服液	12.5	200	350	450	250			
11		九制大黄丸	中医科	冲剂	10	300	450	400	300			
12		左氧氟沙星	中西医结合科	针剂	14	400	250	300	450			
13		板蓝根冲剂	儿科	冲剂	5	500	300	250	300			
14		复方丹参片	心脑血管科	片剂	9	550	400	150	200			
15		柴胡饮颗粒	中医科	冲剂	9.9	600	250	100	400			
16	各季度最大采购											
17	各季度最少采购											
18	各季度总采购											
19	总计											
20												
21	口服液种类		针剂种类		片剂种类		冲剂种类					

图 5-1　药品采购表

操作步骤：

① 启动 Excel。

② 输入数据。在 A1 单元格中输入“药品采购表”，从 A2 单元格开始，依表中内容输入各数据。

③ 保存工作簿。选择“文件”按钮→“另存为”命令，以“药品采购.xlsx”为名保存该文档。

（2）工作表的格式设置。

要求：

① 在“剂型”列的前面插入“采购部门”列。

② 将标题“药品采购表”合并并居中（位于整个表宽的中间位置），设置字体格式为“黑体”“红色”“18 号”。

③ 将 A16:E16 单元格区域、A17:E17 单元格区域、A18:E18 单元格区域、A19:I17 单元格区域的合并单元格。

④ 将表头文字“编号”“药品名”“采购部门”“剂型”“单价”“第一季度”“第二季度”“第四季度”“总量”“总价”和“季度平均采购”分别在相应的单元格中居中显示，并设置字体格式为“楷体”“12 号”“加粗”“蓝色”。

⑤ 将表中数据文字设置单元格居中显示并设置字体格式为“宋体”“10 号”。

⑥ 将“单价”和“总价”所在列的格式改为货币符号格式。

⑦ 将所有的单价数据和总价数据以两位小数显示。

⑧ 将药品采购表中所有数据在其单元格中居中显示。

⑨ 将表格的外框线设为粗实线，内部为细实线，标题下为双线。

⑩ 调整第 2 行行高 20，其余数据区的行高为 15。

操作步骤：

① 插入列。选中“剂型”列任意单元格，选择“开始”→“插入”→“插入工作表列”命令，并在C2单元格中输入“采购部门”。

② 标题设置。选中单元格区域A1:L1，选择“开始”→“合并后居中”命令。在“字体”下拉列表中选择“黑体”，在“字号”下拉列表中选择“18号”，在“字体颜色”的下拉列表中选择“红色”。

③ 合并单元格。选中单元格区域A16:E16，选择“开始”→“对齐方式”组 →“合并后居中”命令，用同样的方法完成A17:E17单元格区域、A18:E18单元格区域、A19:I17单元格区域的合并单元格操作。

④ 表头格式化。选中单元格区域A2:L2，选择“开始”→“对齐方式”→“居中”命令，在“字体”选项卡中选择字体为“楷体”，在“字号”下拉列表中选择“12 号”，在“字体颜色”的下拉列表中选择“蓝色”，单击“加粗”按钮。

⑤ 数据格式化。选中单元格区域A3:L19，选择“开始”→“对齐方式”→“居中”命令，在“字体”选项卡中选择字体为“宋体”，字号为“10号”。

⑥ 改变“单价”显示格式。选择单元格区域E3:E15，选择“开始”→“格式”→“设置单元格格式”命令，在弹出的对话框中选择“数字”选项卡，在“货币”类别中选择“¥”格式，小数位数为2位。

⑦ 改变“总价”显示格式。选择单元格区域（K3:K15，K19），选择“开始”→“格式”→“设置单元格格式”命令，在弹出的对话框中选择“数字”选项卡，在“货币”类别中选择“¥”格式，小数位数为2位

⑧ 数据居中显示。选择单元格区域A3:L19，选择“开始”→“对齐方式”→“居中”命令。

⑨ 表格线的格式化。选择单元格区域A2:L19，选择“开始”→“格式”→“设置单元格格式”命令，在弹出的对话框中选择“边框”选项卡，选择单元格粗实线，单击“外边框”按钮。再选择细实线，单击“内部”按钮。选中单元格区域A2:A15，重复同样的步骤，选择双线，单击“下边框”按钮。

⑩ 设置行高。选中第2行行标，选择“开始”→“单元格”→“格式”→“行高”命令，打开“行高”对话框，输入20；选中第3到19行行标，选择“开始”→“单元格”→“格式”→“行高”命令，打开“行高”对话框，输入15。

结果如图5-2所示。

	A	B	C	D	E	F	G	H	I	J	K	L
1	药品采购表											
2	编号	药品名	采购部门	剂型	单价	第一季度	第二季度	第三季度	第四季度	总量	总价	季度平均采购
3	001	藿香正气水	中医科	口服液	¥12.00	400	100	300	300			
4	002	双黄连口服液	中西医结合科	口服液	¥9.10	200	200	400	400			
5	003	桑菊感冒片	中医科	片剂	¥8.40	350	300	350	500			
6	004	十滴水	儿科	口服液	¥5.40	200	400	100	450			
7	005	阿莫西林	心脑血管科	针剂	¥22.00	400	450	50	550			
8	006	黄连上清片	中医科	片剂	¥15.00	500	200	550	600			
9	007	逍遥丸	中西医结合科	片剂	¥8.00	150	300	500	350			
10	008	抗病毒口服液	儿科	口服液	¥12.50	200	350	450	250			
11	009	九制大黄丸	中西医结合科	冲剂	¥10.00	300	450	400	300			
12	010	左氧氟沙星	中西医结合科	针剂	¥14.00	400	250	300	450			
13	011	板蓝根冲剂	儿科	冲剂	¥5.00	500	300	250	300			
14	012	复方丹参片	心脑血管科	片剂	¥9.00	550	400	150	200			
15	013	柴胡饮颗粒	中医科	冲剂	¥9.90	600	250	100	400			
16	各季度最大采购											
17	各季度最少采购											
18	各季度总采购											
19	总计											
20												
21	口服液		针剂		片剂		冲剂					

图5-2 设置格式后的工资表

（3）工作表的基本操作。

完成工作表的常规操作，包括工作表的重命名、删除、插入、复制等操作。

操作步骤：

① 工作表的重命名。将鼠标指针指向"Sheet1"工作表并右击，在弹出的快捷菜单中选择"重命名"命令，输入工作表新名称"药品采购表"，如图 5-3 所示。

② 工作表的删除。将鼠标指针指向"Sheet2"工作表并右击，在弹出的快捷菜单中选择"删除"命令，如图 5-4 所示。

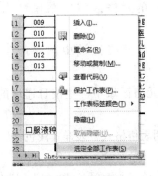

图 5-3　选择"重命名"命令

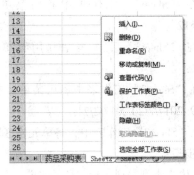

图 5-4　选择"删除"命令

③ 工作表的插入。将鼠标指针指向"Sheet3"工作表并右击，在弹出的快捷菜单中选择"插入"命令，将在"Sheet3"工作表前插入一个新的工作表，如图 5-5 所示。

④ 工作表的复制。将鼠标指针指向"药品采购表"工作表并右击，在弹出的快捷菜单中选择"移动或复制工作表"命令，弹出"移动或复制工作表"对话框，选择"建立副本"复选框，并选择复制到的位置，单击"确定"按钮，如图 5-6 所示。

结果如图 5-7 所示。

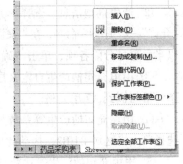

图 5-5　选择"插入"命令

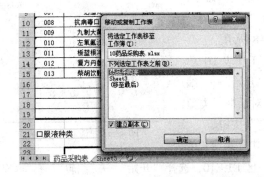

图 5-6　"移动或复制工作表"对话框

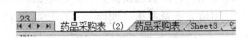

图 5-7　工作表基本操作

（4）输入序列数据。

要求：

① 在"药品采购表"工作表的单元格区域 A3:A15 内顺序输入编号（文本型）："001，002，

003，……"。

② 在"药品采购表"工作表的单元格区域 C3:C15 内利用数据有效性方法输入如图 5-2 所示的采购部门信息。

③ 在"sheet3"工作表中利用填充句柄法在 A1:A7 单元格区域中顺序输入序列"星期一，星期二，……，星期日"。

④ 在"Sheet3"工作表中利用填充句柄法在 B1:B10 单元格区域中顺序产生等差数列"19,17,15,…,1"。

⑤ 在"Sheet3"工作表中利用菜单法在 C1:C10 单元格区域中顺序产生等比数列"1,2,4,…,512"。

⑥ 在"Sheet3"工作表中利用菜单法在 D1:D10 单元格区域中顺序产生等差数列"1,3,5,…,19"。

⑦ 在"Sheet3"工作表中利用菜单法在 E1:E10 单元格区域中产生按日递增的日期序列"2017/2/19, 2017/2/20,2017/2/21,…"。

⑧ 在"Sheet3"工作表中，将单元格区域 A1:E10 套用表格格式"表样式浅色 9"的格式。

操作步骤：

① 产生文本型序列。在"药品采购表"工作表的 A3 单元格中输入"'001"（注意：编号最前端是半角的单引号），拖动 A3 单元格句柄到 A15 单元格。

② 产生剂型信息。选择单元格区域 C3:C15，选择"数据"→"数据有效性"→"设置"→"允许"→"序列"命令。在"来源"编辑框中输入序列"中医科,中西医结合科,儿科,心脑血管科"，以半角逗号分隔各项，单击"确定"按钮。

③ 用填充句柄产生自定义序列。在"Sheet3"工作表 A1 单元格中输入"星期一"，拖动 A1 单元格句柄到 A7 单元格。

④ 用填充句柄产生等差数列。在"Sheet3"工作表 B1 和 B2 单元格中分别输入"19""17"，选择单元格区域 B1:B2，拖动此区域的句柄到 B10 单元格。

⑤ 用填充句柄产生等比数列。在"Sheet3"工作表 C1 单元格中输入"1"，选择单元格区域 C1:C10，选择"开始"→"编辑"→"填充"→"系列"命令，弹出"序列"对话框，序列产生在"列"，类型为"等比序列"，步长值设置为"2"，单击"确定"按钮，如图 5-8 所示。

⑥ 用填充菜单产生等差数列。在"Sheet3"工作表 D1 单元格中输入"1"，选择单元格区域 D1:D10，选择"开始"→"编辑"→"填充"→"系列"命令，弹出"序列"对话框，类型为"等差序列"，步长值设置为"2"，单击"确定"按钮。

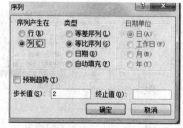

图 5-8　"序列"对话框

⑦ 用填充菜单产生日期序列。在"Sheet3"工作表 E1 单元格中输入日期型数据"2017/2/19"，选择单元格区 E1:E10，选择"开始"→"编辑"→"填充"→"系列"命令，弹出"序列"对话框，日期单位选择"工作日"，单击"确定"按钮。

⑧ 套用表格格式。在"Sheet3"工作表中，选择单元格区域 A1:E10，选择"开始"→"样式"→"套用表格格式"命令，在下拉列表框中选择"表样式浅色 9"表格格式。

结果如图 5-9 和图 5-10 所示。

	A	B	C
1			
2	编号	药品名	采购部门
3	001	藿香正气水	中医科
4	002	双黄连口服液	中西医结合科
5	003	桑菊感冒片	中医科
6	004	十滴水	儿科
7	005	阿莫西林	心脑血管科
8	006	黄连上清片	中医科
9	007	逍遥丸	中西医结合科
10	008	抗病毒口服液	儿科
11	009	九制大黄丸	中西医结合科
12	010	左氧氟沙星	中西医结合科
13	011	板蓝根冲剂	儿科
14	012	复方丹参片	心脑血管科
15	013	柴胡饮颗粒	中医科

图 5-9　药品采购部门名称

	A	B	C	D	E
1	星期一	19	1	1	2017/2/19
2	星期二	17	2	3	2017/2/20
3	星期三	15	4	5	2017/2/21
4	星期四	13	8	7	2017/2/22
5	星期五	11	16	9	2017/2/23
6	星期六	9	32	11	2017/2/24
7	星期日	7	64	13	2017/2/27
8		5	128	15	2017/2/28
9		3	256	17	2017/3/1
10		1	512	19	2017/3/2

图 5-10　常见序列

（5）建立学生成绩表。

① 在磁盘上新建一个名为"学生成绩表.xlsx"的文件，打开此文件，将"Sheet1"工作表的名称重命名为"中医基础成绩"，并在其中从 A1 单元格位置开始输入如图 5-11 所示的中医基础成绩表。

	A	B	C	D	E	F	G	H
1	中医基础理论成绩表							
2	学号	姓名	班级	平时成绩1	平时成绩2	试卷成绩	平时成绩	总评成绩
3	s0001	张思	中西医结合1	90	85	84		
4	s0002	刘雨	中西医结合1	85	80	78		
5	s0003	赵里	中西医结合1	80	90	86		
6	s0004	王三三	中西医结合1	90	85	78		
7	s0005	李小峰	中西医结合1	80	75	75		
8	s0006	张薇薇	中西医结合1	70	85	68		
9	s0007	刘宏明	中西医结合1	85	80	88		
10	s0008	张晓	中西医结合1	60	70	50		
11	s0009	吴瑞琦	中西医结合1	85	75	58		
12	s0010	王美丽	中西医结合1	80	70	70		

图 5-11　中医基础成绩表

② 将"Sheet2"工作表的名称重命名为"中药学成绩"，并在其中从 A1 单元格位置开始输入如图 5-12 所示的中药学成绩表。

	A	B	C	D	E	F	G	H
1	中药学成绩表							
2	学号	姓名	班级	平时成绩1	平时成绩2	试卷成绩	平时成绩	总评成绩
3	s0001	张思	中西医结合1	80	85	90		
4	s0002	刘雨	中西医结合1	85	75	78		
5	s0003	赵里	中西医结合1	70	65	59		
6	s0004	王三三	中西医结合1	90	80	88		
7	s0005	李小峰	中西医结合1	85	90	90		
8	s0006	张薇薇	中西医结合1	70	75	86		
9	s0007	刘宏明	中西医结合1	85	80	75		
10	s0008	张晓	中西医结合1	60	70	76		
11	s0009	吴瑞琦	中西医结合1	80	80	80		
12	s0010	王美丽	中西医结合1	90	85	70		

图 5-12　中药学成绩表

③ 将"Sheet3"工作表的名称重命名为"优秀评定表"，并在其中从 A1 单元格位置开始输入如图 5-13 所示的优秀评定表。

	A	B	C	D	E	F
1	优秀评定表					
2	学号	姓名	班级	中医基础总评成绩	中药学总评成	评价
3	s0001	张思	中西医结合1			
4	s0002	刘雨	中西医结合1			
5	s0003	赵里	中西医结合1			
6	s0004	王三三	中西医结合1			
7	s0005	李小峰	中西医结合1			
8	s0006	张薇薇	中西医结合1			
9	s0007	刘宏明	中西医结合1			
10	s0008	张晓	中西医结合1			
11	s0009	吴瑞琦	中西医结合1			
12	s0010	王美丽	中西医结合1			

图 5-13　优秀评定表

（6）格式化学生成绩表。

以下格式设置要求应用到"中医基础成绩表""中药学成绩表""优秀评定表"3 张表中。（提示：可先设置好一张成绩表格式，然后利用格式复制的方法复制部分格式到另外两张成绩表上）。

① 标题格式设置。

• 格式："楷体"，"粗体"，"18 号"。

• 对齐：在表宽范围内跨列居中。

• 边框和底纹：标题范围设置"淡绿"底纹。

② 正文内容格式设置。

• 格式："宋体"，"14 号"。

• 对齐：居中。

• 边框和底纹：添加内外"单线"边框和"淡蓝"底纹。

③ 成绩表列宽设置。采用自动调整列宽方式为整个成绩表设置合适的列宽，使其中内容能完全显示出来。

④ 冻结窗口设置。将表头文字"学号、姓名、……"设置为当沿垂直方向滚动浏览表格内容时，保持不变且始终可见。

⑤ 条件格式设置。将期末成绩不及格的分数用格式设置为"红色文本"，85 分以上的分数用"红色圆"突出显示。

⑥ 数据有效性设置。设置"平时成绩 1"到"试卷成绩"列数据的有效输入范围为 0～100 之间的整数，如果输入错误，提示警告信息"超出有效范围，请重新输入！"。

结果如图 5-14～图 5-16 所示。

学号	姓名	班级	平时成绩1	平时成绩2	试卷成绩	平时成绩	总评成绩
			中医基础理论成绩表				
s0001	张思	中西医结合1	90	85	84		
s0002	刘雨	中西医结合1	85	80	78		
s0003	赵里	中西医结合1	80	90	86		
s0004	王三三	中西医结合1	90	85	78		
s0005	李小峰	中西医结合1	80	75	75		
s0006	张薇薇	中西医结合1	70	85	68		
s0007	刘宏明	中西医结合1	85	80	88		
s0008	张晓	中西医结合1	60	70	50		
s0009	吴瑞琦	中西医结合1	85	75	58		
s0010	王美丽	中西医结合1	80	70	70		

图 5-14　设置格式后的中医基础成绩表

学号	姓名	班级	平时成绩1	平时成绩2	试卷成绩	平时成绩	总评成绩
			中药学成绩表				
s0001	张思	中西医结合1	80	85	90		
s0002	刘雨	中西医结合1	85	75	78		
s0003	赵里	中西医结合1	70	65	59		
s0004	王三三	中西医结合1	90	80	88		
s0005	李小峰	中西医结合1	85	90	90		
s0006	张薇薇	中西医结合1	70	75	86		
s0007	刘宏明	中西医结合1	85	80	75		
s0008	张晓	中西医结合1	60	70	76		
s0009	吴瑞琦	中西医结合1	80	80	80		
s0010	王美丽	中西医结合1	90	85	70		

图 5-15　设置格式后的中药学成绩表

学号	姓名	班级	中医基础总评成绩	中药学总评成绩	评价
		优秀评定表			
s0001	张思	中西医结合1			
s0002	刘雨	中西医结合1			
s0003	赵里	中西医结合1			
s0004	王三三	中西医结合1			
s0005	李小峰	中西医结合1			
s0006	张薇薇	中西医结合1			
s0007	刘宏明	中西医结合1			
s0008	张晓	中西医结合1			
s0009	吴瑞琦	中西医结合1			
s0010	王美丽	中西医结合1			

图 5-16　设置格式后的优秀评定表

实验 2　Excel 公式和函数的使用

一、实验目的

（1）掌握 Excel 公式的应用。

（2）掌握 Excel 常用函数的应用。

（3）掌握三种单元格地址的区别与应用。

二、实验知识点

Excel 公式是 Excel 工作表中进行数值计算的等式。Excel 的公式是以 "=" 为引导，通过运算符，按照一定的顺序组合进行数据运算处理的等式。简单的公式有加、减、乘、除等计算。一个公式由 3 部分组成：等号、运算数据和运算符。运算数据可以是常量数据（包括数值常量和字符常量）、单元格地址引用、区域引用和函数。运算符可以是算术运算符（+、−、*、/、^、%）、关系运算符（ >、>=、<、<=、=、<> ）、文本运算符（ & ）和引用运算符（冒号 ":"、空格、逗号 "," ）。

创建公式的步骤如下：

① 选定输入公式的单元格。

② 输入等号 "="。

③ 输入公式具体内容（可以直接在单元格中输入，也可以在编辑栏中输入）。

④ 按 Enter 键，完成公式创建。

函数是 Excel 按特定算法执行计算的产生一个或一组结果的预定义的特殊公式。函数处理数据的方式与直接创建公式处理数据的方式是相似的。使用函数既可以减少输入的工作量，也可以减小输入时出错的概率。

所有函数都是由函数名和位于其后的一系列用括号括起来的参数组成的，即函数名(参数 1,参数 2,…)。函数名代表了该函数具有的功能。不同类型的函数要求的参数类型不尽相同，可以是数字、文本、逻辑值、单元格地址、区域地址和另一个函数（函数嵌套），给定的参数必须能产生有效数值。

函数可以有两种方法输入，一种是直接输入法，如果能记住函数名的拼写及正确的参数类型，可以直接通过键盘在编辑栏或单元格中输入函数，这是一种效率较高的输入方式；另一种是函数向导输入法，通过 Excel 提供的函数输入向导，逐步完成函数的输入。

在 Excel 公式中，单元格是作为变量参与运算的，运算中指定的是存放数据的单元格地址，而不是数据本身，公式运算的结果总是采用单元格中的当前数据。如果改变单元格中的数据内容，则计算结果也会发生变化。引用单元格公式的复制操作，可节省大量重复公式的输入。在这类公式复制过程中，可根据不同的位置或情况变换不同的单元格地址引用方式。单元格地址引用分为相对引用、绝对引用和混合引用。

- 相对引用：相对引用是指单元格引用会随公式所在单元格的位置变更（公式复制时）而改变。相对引用地址由列号行号表示。
- 绝对引用：绝对引用单元格地址将不随公式位置的变化而改变。绝对引用地址的表示方法是在相对地址的列号和行号前分别加上一个美元符号 "$"。
- 混合引用：混合引用是指只在行号或列号前加 "$" 符号。公式复制后，只有其中的相对地址部分发生改变而绝对地址部分不变，如图 5–17 所示。

类型	地址	例子
相对引用	相对地址	=B3+E5
绝对引用	绝对地址	=$B$3+$E$5
混合引用	混合地址	=$B3+E$5

图 5–17　三种地址引用

三、实验内容和步骤

（1）常用函数的使用。

打开 "药品采购表.xlsx"，在 "药品采购表" 工作表中，进行以下操作运算：

① 分别用公式和函数计算 "总量" 所在列一年药品采购总量。总量计算方法如下：总量= "第一季度+第二季度+第三季度+第四季度"；

② 用公式计算"总价"所在列一年药品采购总价。总价计算方法如下：总价＝"单价*总量"。

③ 用函数计算季度年均采购量。

④ 用函数计算每个季度最大采购量。

⑤ 用函数计算每个季度最小采购量。

⑥ 用函数计算每个季度采购总量。

⑦ 用函数计算全年采购总量及总价。

⑧ 用函数统计出"药品采购表"各种剂型的数量。

操作步骤：

① 计算总量。在 J3 单元格中输入公式"=(F3+G3+H3+I3)"。拖动 J3 单元格填充柄到 J15 单元格，或者在 J3 单元格中输入函数："=Sum(F3:I3)"。拖动 J3 单元格句柄到 J15 单元格。

② 计算总价。在 K3 单元格中输入公式"=E3*J3"，拖动 E3 单元格填充柄到 E15 单元格。

③ 计算季度年均采购量。在 L3 单元格中输入函数"=Average(F3:I3)"，拖动 I3 单元格填充柄到 I15 单元格，选择 L3:L15 单元格区域，选择"开始"→"单元格"→"格式"→"设置单元格格式"命令，在弹出的对话框中选择"数字"选项卡，在"分类"列表框中选择"数值"，小数位数为"0"，单击"确定"按钮。

④ 计算每个季度最大采购量：在 F16 单元格中输入函数"=Max(F3:F15)"，拖动 F16 单元格填充柄到 I16 单元格。

⑤ 计算每个季度最小采购量：在 F17 单元格中输入函数"=Min(F3:F15)"，拖动 F17 单元格填充柄到 I17 单元格。

⑥ 计算每个季度采购总量：在 F18 单元格中输入函数"=Sum(F3:F15)"，拖动 F18 单元格填充柄到 I18 单元格。

⑦ 计算全年采购总量及总价。在 J19 单元格中输入函数"=Sum(J3:J15)"，拖动 J19 单元格句柄到 K19 单元格。

⑧ 统计函数的使用。在"药品采购表"工作表中，分别在 B21、D21、F21、H21 单元格中输入下列公式"=COUNTIF(D3:D15,D3)""=COUNTIF(D3:D15,D7)""=COUNTIF(D3:D15,D5)""=COUNTIF(D3:D15,D11)"。

结果如图 5-18 所示。

	A	B	C	D	E	F	G	H	I	J	K	L
1							药品采购表					
2	编号	药品名	采购部门	剂型	单价	第一季度	第二季度	第三季度	第四季度	总量	总价	季度平均采购
3	001	藿香正气水	中医科	口服液	¥12.00	400	100	300	300	1100	¥13,200.00	275
4	002	双黄连口服液	中西医结合科	口服液	¥9.10	200	200	400	400	1200	¥10,920.00	300
5	003	感冒灵胶囊片	中医科	片剂	¥8.40	350	300	350	500	1500	¥12,600.00	375
6	004	十滴水	儿科	口服液	¥5.40	200	400	100	450	1150	¥6,210.00	288
7	005	阿莫西林	心脑血管科	针剂	¥22.00	400	450	50	550	1450	¥31,900.00	363
8	006	黄连上清片	中西医结合科	片剂	¥15.00	500	200	550	600	1850	¥27,750.00	463
9	007	逍遥丸	中西医结合科	片剂	¥8.00	150	300	500	350	1300	¥10,400.00	325
10	008	抗病毒口服液	儿科	口服液	¥12.50	200	350	450	250	1250	¥15,625.00	313
11	009	九制大黄丸	中西医结合科	冲剂	¥10.00	300	450	400	300	1450	¥14,500.00	363
12	010	左氧氟沙星	中西医结合科	针剂	¥14.00	400	250	300	450	1400	¥19,600.00	350
13	011	板蓝根冲剂	儿科	冲剂	¥5.00	500	300	250	300	1350	¥6,750.00	338
14	012	复方丹参片	心脑血管科	片剂	¥9.00	550	400	150	200	1300	¥11,700.00	325
15	013	柴胡饮颗粒	中医科	冲剂	¥9.90	600	250	100	400	1350	¥13,365.00	338
16		各季度最大采购				600	450	550	600			
17		各季度最少采购				150	100	50	200			
18		各季度总采购				4750	3950	3900	5050			
19					总计					17650	¥194,520.00	
20												
21	口服液	4		针剂	4	片剂	4	冲剂	3			

图 5-18　算术公式和逻辑函数的使用

（2）计算九九乘法表。

打开"药品采购表.xlsx"文件，插入一张新的工作表，将新的工作表重命名为"三种地址引用"，在"三种地址引用"工作表中的单元格区域 A1:J10 中生成如图 5-19 所示的"九九乘法表"，要求先在 B2:J2 单元格区域中输入一行数据 1~9，在 A2:A10 单元格区域中输入一列数据 1~9，然后在 B2 单元格中输入一个公式 "=$A2*B$1"，再将该公式沿行/列两个方向复制，从而得出九九乘法表。

结果如图 5-19 所示。

	A	B	C	D	E	F	G	H	I	J
1		1	2	3	4	5	6	7	8	9
2	1	1	2	3	4	5	6	7	8	9
3	2	2	4	6	8	10	12	14	16	18
4	3	3	6	9	12	15	18	21	24	27
5	4	4	8	12	16	20	24	28	32	36
6	5	5	10	15	20	25	30	35	40	45
7	6	6	12	18	24	30	36	42	48	54
8	7	7	14	21	28	35	42	49	56	63
9	8	8	16	24	32	40	48	56	64	72
10	9	9	18	27	36	45	54	63	72	81

图 5-19　九九乘法表

（3）成绩表评价成绩和总评成绩的计算以及优秀与否的判定。

① 打开"学生成绩表.xlsx"文件，在"中医基础成绩"和"中药学成绩"工作表中分别计算"平时成绩"和"总评成绩"。计算方法：平时成绩=(平时成绩1+平时成绩2)/2，总评成绩=平时成绩*50%+试卷成绩*50%，要求结果四舍五入到整数位，如总评成绩为 56.5，则舍入后的实际总评成绩应为 57。

② 在"优秀评定表"工作表中分别引用"中医基础成绩表"和"中药学成绩表"工作表中的"总评成绩"，根据两门学科的"总评成绩"判断"优秀等级"。优秀等级判断方法："中医基础成绩"和"中药学成绩"的"总评成绩"都在 85（包括 85 分）以上者评定为"优秀"；"中医基础成绩"和"中药学成绩"的"总评成绩"都在 80（包括 80 分）以上者评定为"良好"。

在 F3 单元格输入函数 "=IF(AND(D3>=85,E3>=85),"优秀",IF(AND(D3>=80,E3>=80),"良好",""))"。

③ 在"优秀评定表"工作表中统计优秀的学生人数，在 H3 单元格中输入函数 "=COUNTIF(F3:F12,F3)"。

结果如图 5-20~图 5-22 所示。

	A	B	C	D	E	F	G	H
1				中医基础理论成绩表				
2	学号	姓名	班级	平时成绩1	平时成绩2	试卷成绩	平时成绩	总评成绩
3	s0001	张思	中西医结合1	90	85	84	88	86
4	s0002	刘雨	中西医结合1	85	80	78	83	80
5	s0003	赵里	中西医结合1	80	90	86	85	86
6	s0004	王三三	中西医结合1	90	85	78	88	83
7	s0005	李小峰	中西医结合1	80	75	75	78	76
8	s0006	张薇薇	中西医结合1	70	85	68	78	73
9	s0007	刘宏明	中西医结合1	85	80	88	83	85
10	s0008	张晓	中西医结合1	60	70	50	65	58
11	s0009	吴瑞琦	中西医结合1	85	75	58	80	69
12	s0010	王美丽	中西医结合1	80	70	70	75	73

图 5-20　中医基础成绩表

图 5-21　中药学成绩表

图 5-22　优秀评定表

实验 3　Excel 数据管理

一、实验目的

（1）掌握数据清单的建立方法。

（2）掌握如何对数据排序。

（3）掌握自动筛选及高级筛选的应用。

（4）掌握数据的分类汇总。

（5）掌握数据透视表的应用。

二、实验知识点

Excel 除了具有数据计算处理的能力，还具有数据库管理的一些功能，它可以对不同类型的数据进行各种处理，包括排序、筛选、分类汇总和建立数据透视表等操作。

（1）数据清单。如果要使用 Excel 的数据管理功能，首先必须将表格创建为数据清单。数据清单是一种特殊的表格，其特殊性在于此类表格至少由两个必备部分构成——表结构和纯数据。

表结构为数据列表中的第一行标题，Excel 将利用这些标题名对数据进行查找、排序以及筛选等操作。纯数据部分则是 Excel 实施管理功能的对象，该部分不允许有非法数据内容出现。正确创建数据列表应遵守的准则如下：

① 在数据列表的第一行中创建列标题，且在同一个数据列表中列标题内容必须唯一。

② 列标题与纯数据之间不能用空行隔开。

③ 同一列数据的数据类型必须相同。

④ 纯数据区域中不允许出现非法数据，如空记录等。

⑤ 如果在工作表中还有其他数据，要与数据列表之间留出至少一个空行或空列。

数据清单的创建操作和普通表格的创建方法完全相同。首先，根据数据清单内容创建表结构，然后移到表结构下的第一个空行，键入数据信息完成数据清单的创建工作。

（2）排序。排序是数据组织的一种手段。通过排序管理操作可将表格中的数据按字母顺序、数值大小以及单元格颜色等进行排序。排序分为简单数据排序和复杂数据排序。

（3）筛选。筛选功能实现在数据列表中提炼出满足筛选条件的数据，不满足条件的数据只是暂时被隐藏起来（并未真正被删除掉）；一旦筛选条件被撤走，这些数据又重新出现。

Excel 常用筛选方式如下：

① 自动筛选：通过隐藏不满足筛选条件的数据记录方式来显示满足筛选条件的数据记录。但这种筛选方式存在一定的局限性，它所构造的筛选条件并不完备，如针对同一字段可构造"与"和"或"条件，但在不同字段间，只能够造"与"条件。

② 高级筛选：这种筛选方式可适应所有的筛选情况，在构造筛选条件时要注意"与"和"或"条件的不同构造形式。字段值在同一行表示"与"关系，在不同行表示"或"关系。

（4）分类汇总。分类汇总是在利用数据管理功能将数据列表中大量数据明确化和条理化的基础上，利用 Excel 提供的函数进行数据汇总。汇总时首先将数据分类（排序），然后再将数据按类进行汇总分析处理，并自动分级显示数据，结果数据可以打印出来。在进行分类汇总前，特别要注意先对需要汇总的数据进行分类处理，可通过排序操作实现，没有经过排序的汇总结果是没有意义的。

（5）数据透视表。分类汇总适用于一个字段进行分类，对一个或多个字段进行汇总。如果要按多个字段进行分类汇总，就需要使用"数据透视表"和"数据透视图"来解决此类问题。

数据透视表是一种交互式表格，它所具有的透视和筛选功能使其具有极强的数据分析能力。它可以通过转换行或列来查看源数据的不同汇总结果，还可以显示不同的页面来筛选数据，并且可以根据需要显示区域中的明细数据。

三、实验内容和步骤

（1）在"药品采购.xlsx"中建立数据清单。

操作步骤：

① 打开"药品采购.xlsx"文件，插入一个新的工作表，命名为"数据管理"。

② 建立数据清单。选择"药品采购表"工作表单元格区域 A2:K15 并右击，在弹出的快捷菜单中选择"复制"命令；选择"数据管理"工作表 A1 单元格并右击，在弹出的快捷菜单中选择"选择性粘贴"命令，在弹出的对话框中选择"值和数字格式"单选按钮，单击"确定"按钮，如图 5-23 所示。

结果如图 5-24 所示。

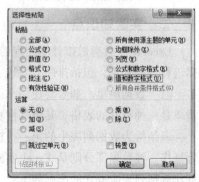

图 5-23 "选择性粘贴"对话框

	A	B	C	D	E	F	G	H	I	J	K
1	编号	药品名	采购部门	剂型	单价	第一季度	第二季度	第三季度	第四季度	总量	总价
2	001	藿香正气水	中医科	口服液	¥12.00	400	100	300	300	1100	¥13,200.00
3	002	双黄连口服液	中西医结合科	口服液	¥9.10	200	200	400	400	1200	¥10,920.00
4	003	桑菊感冒片	中医科	片剂	¥8.40	350	300	350	500	1500	¥12,600.00
5	004	十滴水	儿科	口服液	¥5.40	200	400	100	450	1150	¥6,210.00
6	005	阿莫西林	心脑血管科	针剂	¥22.00	400	450	50	550	1450	¥31,900.00
7	006	黄连上清片	中医科	片剂	¥15.00	500	200	550	600	1850	¥27,750.00
8	007	逍遥丸	中西医结合科	片剂	¥8.00	150	300	500	350	1300	¥10,400.00
9	008	抗病毒口服液	儿科	口服液	¥12.50	200	350	450	250	1250	¥15,625.00
10	009	九制大黄丸	中西医结合科	冲剂	¥10.00	300	450	400	300	1450	¥14,500.00
11	010	左氧氟沙星	中西医结合科	针剂	¥14.00	400	250	300	450	1400	¥19,600.00
12	011	板蓝根冲剂	儿科	冲剂	¥5.00	500	300	250	300	1350	¥6,750.00
13	012	复方丹参片	心脑血管科	片剂	¥9.00	550	400	150	200	1300	¥11,700.00
14	013	柴胡饮颗粒	中医科	冲剂	¥9.90	600	250	100	400	1350	¥13,365.00

图 5-24　"数据管理"工作表

（2）在"数据管理"工作表中，对药品采购表中的数据以"剂型"为主关键字降序排列，"单价"为次关键字进行升序排序。

操作步骤：

单击"数据管理"工作表中药品采购表范围内的任意单元格，在功能区中选择"开始"→"排序和筛选"→"自定义排序"命令，在弹出的对话框中选择"剂型"为主要关键字，排序依据"数值"，次序"降序"；选择"单价"为次要关键字，排序依据"数值"，次序"升序"，单击"确定"按钮，如图 5-25 所示。

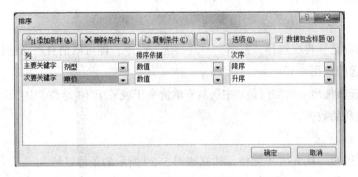

图 5-25　"排序"对话框

结果如图 5-26 所示。

	A	B	C	D	E	F	G	H	I	J	K
1	编号	药品名	采购部门	剂型	单价	第一季度	第二季度	第三季度	第四季度	总量	总价
2	010	左氧氟沙星	中西医结合科	针剂	¥14.00	400	250	300	450	1400	¥19,600.00
3	005	阿莫西林	心脑血管科	针剂	¥22.00	400	450	50	550	1450	¥31,900.00
4	007	逍遥丸	中西医结合科	片剂	¥8.00	150	300	500	350	1300	¥10,400.00
5	003	桑菊感冒片	中医科	片剂	¥8.40	350	300	350	500	1500	¥12,600.00
6	012	复方丹参片	心脑血管科	片剂	¥9.00	550	400	150	200	1300	¥11,700.00
7	006	黄连上清片	中医科	片剂	¥15.00	500	200	550	600	1850	¥27,750.00
8	004	十滴水	儿科	口服液	¥5.40	200	400	100	450	1150	¥6,210.00
9	002	双黄连口服液	中西医结合科	口服液	¥9.10	200	200	400	400	1200	¥10,920.00
10	001	藿香正气水	中医科	口服液	¥12.00	400	100	300	300	1100	¥13,200.00
11	008	抗病毒口服液	儿科	口服液	¥12.50	200	350	450	250	1250	¥15,625.00
12	011	板蓝根冲剂	儿科	冲剂	¥5.00	500	300	250	300	1350	¥6,750.00
13	013	柴胡饮颗粒	中医科	冲剂	¥9.90	600	250	100	400	1350	¥13,365.00
14	009	九制大黄丸	中西医结合科	冲剂	¥10.00	300	450	400	300	1450	¥14,500.00

图 5-26　排序结果

（3）自动筛选应用。

在"数据管理"工作表中，使用自动筛选方法，筛选出"采购部门"为"中医科"的单价>=10的药品；取消自动筛选，使工资表恢复到初始状态。

操作步骤：

① 自动筛选。在"数据管理"工作表中药品采购表范围内的任意单元格定位，在选项卡中选择"数据"→"筛选"命令，在"采购部门"下拉列表中选择"中医科"，进一步在"单价"下拉列表中选择"数字筛选"→"大于或等于"命令，文本框中输入数字"10"，如图 5-27 所示。

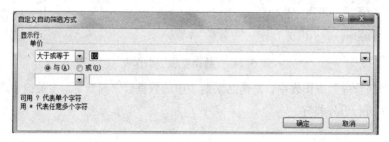

图 5-27　"自定义自动筛选方式"对话框

结果如图 5-28 所示。

	A 编号	B 药品名	C 采购部门	D 剂型	E 单价	F 第一季月	G 第二季月	H 第三季月	I 第四季月	J 总量	K 总价
7	006	黄连上清片	中医科	片剂	¥15.00	500	200	550	600	1850	¥27,750.00
10	001	藿香正气水	中医科	口服液	¥12.00	400	100	300	300	1100	¥13,200.00

图 5-28　自动筛选结果

② 取消自动筛选。再次选择"数据"→"筛选"命令，即可取消自动筛选状态。

（4）高级筛选的应用。

使用高级筛选筛选出采购部门是"中医科"单价小于或等于 10 元和"中西医结合科"单价大于或等于 10 元的药品数据。

操作步骤：

① 建立条件区域。从 A16 单元格，建立如图 5-29 所示的条件区域。

② 高级筛选。选中药品采购表范围内任意单元格，选择"数据"→"高级"命令，在弹出的"高级筛选"对话框中，"方式"选择"将筛选结果复制到其他位置"，"列表区域"选择 A1:K14 单元格区域，"条件区域"选择 A16:B18 单元格区域，"复制到"选择 A20 单元格，单击"确定"按钮，如图 5-30 所示。

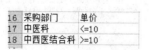

16	采购部门	单价
17	中医科	<=10
18	中西医结合科	>=10

图 5-29　高级筛选条件

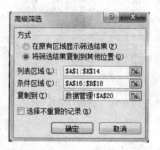

图 5-30　"高级筛选"对话框

结果如图 5-31 所示。

	A	B	C	D	E	F	G	H	I	J	K
1	编号	药品名	采购部门	剂型	单价	第一季度	第二季度	第三季度	第四季度	总量	总价
2	010	左氧氟沙星	中西医结合科	针剂	¥14.00	400	250	300	450	1400	¥19,600.00
3	005	阿莫西林	心脑血管科	针剂	¥22.00	400	450	50	550	1450	¥31,900.00
4	007	逍遥丸	中西医结合科	片剂	¥8.00	150	300	500	350	1300	¥10,400.00
5	003	桑菊感冒片	中医科	片剂	¥8.40	350	300	350	500	1500	¥12,600.00
6	012	复方丹参片	心脑血管科	片剂	¥9.00	550	400	150	200	1300	¥11,700.00
7	006	黄连上清片	中医科	片剂	¥15.00	500	200	550	600	1850	¥27,750.00
8	004	十滴水	儿科	口服液	¥5.40	200	400	100	450	1150	¥6,210.00
9	002	双黄连口服液	中西医结合科	口服液	¥9.10	200	200	400	400	1200	¥10,920.00
10	001	藿香正气水	中医科	口服液	¥12.00	400	100	300	300	1100	¥13,200.00
11	008	抗病毒口服液	儿科	口服液	¥12.50	200	350	450	250	1250	¥15,625.00
12	011	板蓝根冲剂	中医科	冲剂	¥5.00	500	300	250	300	1350	¥6,750.00
13	013	柴胡饮颗粒	中医科	冲剂	¥9.90	600	250	100	400	1350	¥13,365.00
14	009	九制大黄丸	中西医结合科	冲剂	¥10.00	300	450	400	300	1450	¥14,500.00
15											
16	采购部门	单价									
17	中医科	<=10									
18	中西医结合科	>=10									
19											
20	编号	药品名	采购部门	剂型	单价	第一季度	第二季度	第三季度	第四季度	总量	总价
21	010	左氧氟沙星	中西医结合科	针剂	¥14.00	400	250	300	450	1400	¥19,600.00
22	003	桑菊感冒片	中医科	片剂	¥8.40	350	300	350	500	1500	¥12,600.00
23	013	柴胡饮颗粒	中医科	冲剂	¥9.90	600	250	100	400	1350	¥13,365.00
24	009	九制大黄丸	中西医结合科	冲剂	¥10.00	300	450	400	300	1450	¥14,500.00
25											

图 5-31　高级筛选结果

（5）数据列表统计——分类汇总的使用。

利用分类汇总求各类剂型的平均价格和年采购量值，要求 2 个结果都放在一个汇总表中。

操作步骤：

① 求各类剂型的平均价格。先对"数据管理"工作表中按"剂型"排序，然后选择"数据"→"分类汇总"命令，在如图 5-32（a）所示的对话框中，"分类字段"选择"剂型"，"汇总方式"选择"平均值"，"选定汇总项"选择"单价"，单击"确定"按钮。

② 求各种剂型的年采购量。再次选择"数据"→"分类汇总"命令，在"汇总方式"中选择"求和"，在"选定汇总项"中选择"总量"，取消选择"替换当前分类汇总"复选框，单击"确定"按钮，如图 5-32（b）所示。

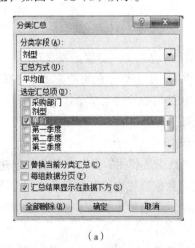

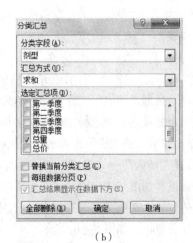

（a）　　　　　　　　　　　　　　　　　（b）

图 5-32　"分类汇总"对话框

③ 折叠汇总项。单击汇总表左上角显示级别按钮"1 2 3 4"中的"3"，可以隐藏第 4 级（原始记录细节），而得到仅含汇总项（平均值和总计）的表格。

结果如图 5-33 和图 5-34 所示。

	A	B	C	D	E	F	G	H	I	J	K
1	编号	药品名	采购部门	剂型	单价	第一季度	第二季度	第三季度	第四季度	总量	总价
2	010	左氧氟沙星	中西医结合科	针剂	¥14.00	400	250	300	450	1400	¥19,600.00
3	005	阿莫西林	心脑血管科	针剂	¥22.00	400	450	50	550	1450	¥31,900.00
4				针剂 汇总	¥36.00					2850	
5				针剂 平均值	¥18.00						
6	007	逍遥丸	中西医结合科	片剂	¥8.00	150	300	500	350	1300	¥10,400.00
7	003	桑菊感冒片	中医科	片剂	¥8.40	350	300	350	500	1500	¥12,600.00
8	012	复方丹参片	心脑血管科	片剂	¥9.00	550	400	150	200	1300	¥11,700.00
9	006	黄连上清片	中医科	片剂	¥15.00	500	200	550	600	1850	¥27,750.00
10				片剂 汇总	¥40.40					5950	
11				片剂 平均值	¥10.10						
12	004	十滴水	儿科	口服液	¥5.40	200	400	100	450	1150	¥6,210.00
13	002	双黄连口服液	中西医结合科	口服液	¥9.10	200	200	400	400	1200	¥10,920.00
14	001	藿香正气水	中医科	口服液	¥12.00	400	100	300	300	1100	¥13,200.00
15	008	抗病毒口服液	儿科	口服液	¥12.50	200	350	450	250	1250	¥15,625.00
16				口服液 汇总	¥39.00					4700	
17				口服液 平均值	¥9.75						
18	011	板蓝根冲剂	儿科	冲剂	¥5.00	500	300	250	300	1350	¥6,750.00
19	013	柴胡饮颗粒	中医科	冲剂	¥9.90	600	250	100	400	1350	¥13,365.00
20	009	九制大黄丸	中西医结合科	冲剂	¥10.00	300	450	400	300	1450	¥14,500.00
21				冲剂 汇总	¥24.90					4150	
22				冲剂 平均值	¥8.30						
23				总计	¥140.30					17650	
24				总计平均值	¥10.79						

图 5-33　分类汇总结果

	A	B	C	D	E	F	G	H	I	J
1	编号	药品名称	采购部门	剂型	单价	第一季度	第二季度	第三季度	第四季度	总量	总价
4				针剂 汇总	¥36.00					2850	
5				针剂 平均值	¥18.00						
10				片剂 汇总	¥40.40					5950	
11				片剂 平均值	¥10.10						
16				口服液 汇总	¥39.00					4700	
17				口服液 平均值	¥9.75						
21				冲剂 汇总	¥24.90					4150	
22				冲剂 平均值	¥8.30						
23				总计	¥140.30					17650	
24				总计平均值	¥10.79						

图 5-34　折叠汇总项

（6）数据透视表的应用。

利用数据透视表汇总出各采购部门采购各类剂型药品的最高价格，以"采购部门"为行字段，"剂型"为列字段，"单价"为值字段进行最大值汇总。

操作步骤：

① 打开"药品采购.xlsx"文件，插入一个新的工作表，命名为"数据透视表"。

② 选择"药品采购表"工作表单元格区域 A2:K15 并右击，在弹出的快捷菜单中选择"复制"命令；选择"数据透视表"工作表 A1 单元格并右击，在弹出的快捷菜单中选择"选择性粘贴"命令，在弹出的对话框中选择"值和数字格式"单选按钮，单击"确定"按钮。

③ 单击"数据透视表"工作表中数据区域任意单元格。

④ 选择"插入"→"表格"→"数据透视表"→"数据透视图"命令，弹出"创建数据透视表"对话框，如图 5-35 所示。选择或输入要用于创建数据透视表的源数据区域，选择放置数据透视图的位置，选中"现有工作表"，选中 A18 单元格，单击确定按钮。打开"数据透视表字段列表"任务窗格，如图 5-36 所示。

⑤ 将"采购部门"字段拖动到"行标签"区域中，"剂型"字段拖动到"列标签"区域中，"单价"字段拖动到"数值"区域内，单击"数值"文本框内要改变的字段，在弹出的快捷菜单中选择"值字段设置"命令，弹出"值字段设置"对话框，在"值汇总方式"选项卡内选择"最大值"项，如图 5-37 所示，单击"确定"按钮，结果如图 5-38 和图 5-39 所示。

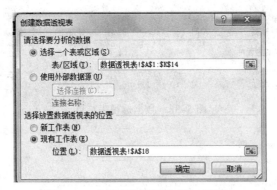

图 5-35 "创建数据透视表"对话框

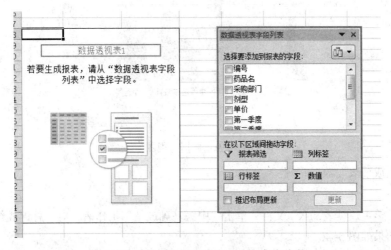

图 5-36 "数据透视表字段列表"任务窗格

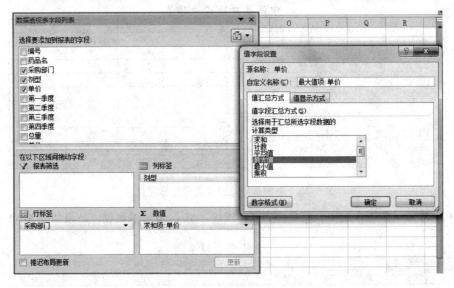

图 5-37 "值字段设置"对话框

18	最大值项:单价	列标签					
19	行标签	冲剂	口服液	片剂	针剂	总计	
20	儿科	¥ 5.00	¥12.50			¥ 12.50	
21	心脑血管科			¥ 9.00	¥ 22.00	¥ 22.00	
22	中西医结合科	¥ 10.00	¥ 9.10	¥ 8.00	¥ 14.00	¥ 14.00	
23	中医科	¥ 9.90	¥12.00	¥15.00		¥ 15.00	
24	总计	10	12.5	15	22	22	

图 5-38 数据透视表结果

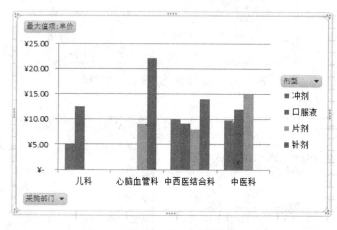

图 5-39 数据透视图

（7）"学生成绩表"数据管理。

操作步骤：

① 打开"学生成绩表.xlsx"文件，单击"中医基础成绩"工作表，对"总评成绩"排序，次序"升序"。结果如图 5-40 所示。

	A	B	C	D	E	F	G	H
1	中医基础理论成绩表							
2	学号	姓名	班级	平时成绩1	平时成绩2	试卷成绩	平时成绩	总评成绩
3	s0008	张晓	中西医结合1	60	70	50	65	58
4	s0009	吴瑞琦	中西医结合1	85	75	58	80	69
5	s0010	王美丽	中西医结合1	80	70	70	75	73
6	s0006	张薇薇	中西医结合1	70	85	68	78	73
7	s0005	李小峰	中西医结合1	80	75	75	78	76
8	s0002	刘雨	中西医结合1	85	80	78	83	80
9	s0004	王三三	中西医结合1	90	85	78	88	83
10	s0007	刘宏明	中西医结合1	85	80	88	83	85
11	s0003	赵里	中西医结合1	80	90	86	85	86
12	s0001	张思	中西医结合1	90	85	84	88	86

图 5-40 中医基础总评成绩升序排序结果

② 在"中药学"工作表中，筛选出"试卷成绩"小于 60 分的数据。结果如图 5-41 所示。

	学号	姓名	班级	平时成绩	平时成绩	试卷成绩	平时成绩	总评成绩
1	中药学成绩表							
5	s0010	王美丽	中西医结合1	70	65	59	68	63

图 5-41 试卷成绩小于 60 分的数据

实验 4　Excel 数据图表处理

一、实验目的

（1）掌握 Excel 常用图表的创建方法。

（2）掌握 Excel 常用图表的基本编辑和格式化操作。

二、实验知识点

图表是工作表数据的图形显示，它可以更加直观、明确地表征数据之间的关系，显示数量的变化，揭示事物的变化趋势。用 Excel 可以生成嵌入式图表和图表工作表，当工作表中的数据发生变化时，图表会自动进行更新。

Excel 提供了自动生成图表的工具，有多种二位图表和三维图表。无论哪种类型的图表，构成图表的数据区域的选择都是至关重要的。选定的作图数据区域可以连续，也可以不连续，但选定的几个不连续的区域要保持相同的大小。若选定的区域内有文字，则文字应在区域的最左列或最上行，用以说明图表中数据的含义。

常用的图表类型主要有柱形图、折线图、饼图和 XY 散点图等。

（1）柱形图：是用柱形块表示数据的图表，通常用于反映数据之间的相对差异。

（2）饼图：用于表示部分在整体中所占的百分比，能显示出部分与整体的关系。

（3）折线图：是用点以及点与点之间连成的折线表示数据的图表，它可以描述数值数据的变化趋势。

（4）XY 散点图：散点图中的点一般不连续，每一点代表了两个变量的数值，适用于分析两个变量之间是否相关。

图表完成后，用户可以对它进行编辑修改，如改变图表的大小、位置、类型、增删数据系列、改动标题等。

要修改图表，首先要将图表选中。根据生成图表的位置不同，选中图表的方式也不同。对于图表工作表，可以单击工作表标签进行选中；而对于工作表中插入的图表，需要单击该图表来选中。选中图表中的对象后，可对其进行类型的转换、图表项目的增删等操作。

当生成一个图表后，图表上的信息都是按照默认的外观来显示的。为了获得更理想的显示效果，需要对图表中的各个对象重新进行格式化，以改变它们的外观。

对图表进行格式化，首先要选中需要进行格式化的图表对象，如"图例""数据系列""坐标轴""刻度线"，乃至整个"图表区"等，然后在选项卡中选择"图表工具"→"布局"命令，便可进入相应对象的格式设置。另一个更简单的方法是直接用鼠标指针指向需要格式化的对象，然后双击，同样能够显示出相应的对话框。

数据透视图建立在数据透视表的基础之上，它以图形格式显示在数据透视表中创建的数据，使数据透视表更加生动，它是 Excel 创建动态图表的主要方法之一。

三、实验内容和步骤

（1）创建柱形图。要求该图表以嵌入方式放在"图表操作"工作表中。设置图表样式为"样式 19"；设置图表布局为"布局 9"。

操作步骤：

① 数据复制。打开"药品采购表.xlsx"文件，插入新工作表，并重命名为"图表操作"，选择"药品采购表"工作表中的单元格区域 A2:J15，在选项卡中选择"开始"→"复制"命令，切换定位到"图表操作"工作表 A1 单元格，在选项卡中选择"开始"→"粘贴"→"值和源格式"命令。

② 绘制柱形图。选中数据区域"B1:B8,J1:J8"，选择"插入"→"柱形图"→"簇状柱形图"命令产生初始图表。

③ 设置图表样式。单击创建的柱形图，选择"设计"→"图表样式"组，打开整个"图表样式"库，选中"样式 19"。

④ 设置图表布局。单击创建的柱形图，选择"设计"→"图表布局"组，打开整个"图表布局"库，选中"布局 6"。

创建的柱形图如图 5-42 所示。

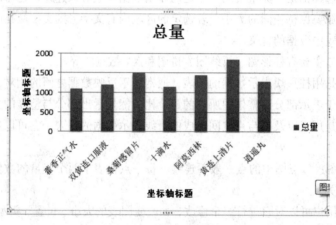

图 5-42　创建柱形图

（2）图表格式化。

要求：

① 更改图表标题为"年采购总量"，数值轴坐标轴标题为"总量"，分类轴坐标轴标题为"药品名"。

② 将图表标题和坐标轴标题字体设置为"宋体""12 号"字"加粗"，数值轴标题文字设置为"竖排"排列，水平类别（轴）文字设置为"8 号"字，加粗。

③ 将图表区底纹设置为纹理"画布"；绘图区底纹设置为"深蓝，文字 2，淡色 80%"。

操作步骤：

① 分别选择"布局"→"图表标题"和"坐标轴标题"命令，输入"总量""药品名"和"年采购总量"，排列方式分别为"图表上方""坐标轴下方标题"和"竖排标题"，设置"字号"为"12号"字、加粗。选中分类轴"总量"，在弹出的快捷菜单中选择"设置坐标轴格式"→"对齐方式"命令，文字方式选择"竖排"。适当调整图表区大小，使全部药品名都能横排显示出来。

② 设置图表区底纹。双击图表区，在弹出的"设置图表区格式"对话框的左侧选择"填充"选项，右侧选中"图片或纹理填充"，在"纹理"下拉列表中选择"画布"，单击"确定"按钮，

如图 5-43 所示。

③ 设置绘图区底纹。双击绘图区，在弹出的"设置绘图区格式"对话框的左侧选择"填充"选项，右侧选中"纯色填充"，在"填充颜色"区域内单击"颜色"下拉按钮，在弹出的颜色列表中选择"深蓝，文字 2，淡色 80%"，如图 5-44 所示。

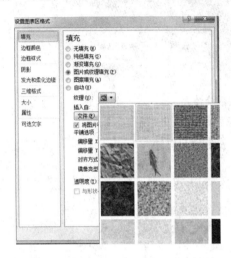
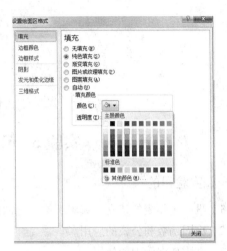

图 5-43　"设置图表区格式"对话框　　　　图 5-44　"设置绘图区格式"对话框

结果如图 5-45 所示。

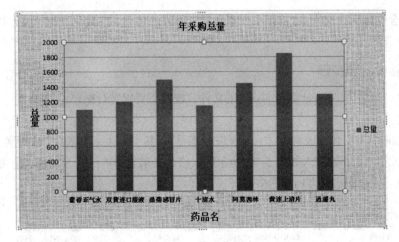

图 5-45　格式化图表

（3）制作饼图。

在"学生成绩.xlsx"的"优秀评定"工作表中，用数据清单统计函数统计各类人数，并利用此结果制作分离型三维饼图。要求显示图例及数据标志，图标标题的格式为"宋体"、"16 号"字、加粗，图表区域采用渐变填充"心如止水"预设格式填充，图例区加上"纸莎草纸"纹理效果。

结果如图 5-46 所示。

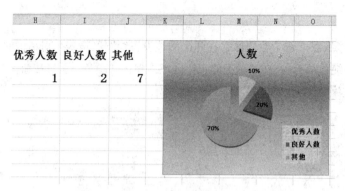

图 5-46 各类人数统计表

实验 5 Excel 综合应用

一、实验目的

（1）巩固工作表的建立、编辑、格式化的操作。

（2）巩固函数和公式的应用。

（3）巩固数据管理的使用。

（4）巩固数据图标号的应用。

二、实验知识点

Excel 综合应用所涉及的 Excel 基本知识包括工作表的建立、格式化修饰、函数和公式、数据管理、图表制作等。

三、实验内容和步骤

（1）建立一个名为"Excel 综合.xlsx"的文件，按以下要求进行操作。

要求：

① 将"Sheet1"工作表改名为"×××综合练习"，其中×××为你的中文姓名。

② 从单元格 A1 开始输入如图 5-47 所示的表格，要求表格内框线为红色、细实线，外框线为蓝色、双线。垂直和水平方向均居中对齐。

	A	B	C	D	E	F	G	H	I	J	K
1	某中医附院部分住院病人一览表										
2	编号	姓名	性别	年龄	身份证号	入院日期	病区	床位费	治疗费	药费	总费用
3		钟嘉新			520102░░░░1234	42614		300	3490	2463.4	
4		管同			520102░░░░123X	41863		245	4590	4646.9	
5		吴心			520101░░░░709X	42614		245	5903	12653.6	
6		廖志杰			520102░░░░1234	42162		500	12340	7654	
7		刘小雨			520102░░░░304X	42705		1000	7865	4532.5	
8		杜思嘉			520102░░░░0114	42552		450	34567	74853.6	
9		李思思			520101░░░░7890	42403		890	7654	9675	
10		马欢欢			520102░░░░1290	42271		360	6754	5346	
11		王勇			520102░░░░120X	42178		560	7684	6453	
12		顾佳			520102░░░░1278	42390		980	5374	6574	

图 5-47 表格数据

操作步骤：

① 启动 Excel，新建一空白工作簿，双击"Sheet1"标签，更名为"张三综合练习"

② 选中 A1 单元格，开始输入数据。

③ 选中单元格区域 A1:K1，选择"开始"→"字体"→"边框"→"其他边框"命令，弹出"设置单元格格式"对话框，如图 5-48 所示，选择双线样式，蓝色，单击"外边框"，选择单线样式，红色，单击"内部"按钮，单击"确定"按钮。

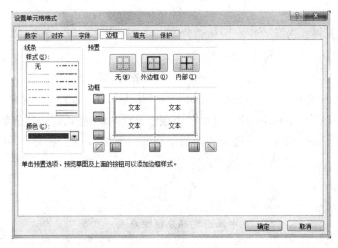

如图 5-48　"设置单元格格式"对话框

④ 选中单元格区域 A1:K1，选择"开始"→"对齐方式"→"垂直居中"命令，再选择"水平居中"命令，如图 5-49 所示。

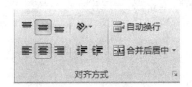

图 5-49　"对齐方式"组

结果如图 5-50 所示。

	A	B	C	D	E	F	G	H	I	J	K
1	某中医附院部分住院病人一览表										
2	编号	姓名	性别	年龄	身份证号	入院日期	病区	床位费	治疗费	药费	总费用
3		钟嘉新			520102███1234	2016-09-01		300	3490	2463.4	
4		管同			520102███123X	2014-08-12		245	4590	4646.9	
5		吴心			520101███709X	2016-09-01		245	5903	12653.6	
6		廖志杰			520102███1234	2015-06-07		500	12340	7654	
7		刘小雨			520102███304X	2016-12-01		1000	7865	4532.5	
8		杜思嘉			520102███0114	2016-07-01		450	34567	74853.6	
9		李思思			520101███7890	2016-02-03		890	7654	9675	
10		马欢欢			520102███1290	2015-09-24		360	6754	5346	
11		王勇			520102███120X	2015-06-23		560	7684	6453	
12		顾佳			520102███1278	2016-01-21		980	5374	6574	

图 5-50　住院病人一览表

（2）设置文字格式。

要求：

① 表标题文字"某中医附院部分住院病人一览表"格式为楷体、"18 号"字、加粗，在 A1:K1 单元格区域中居中显示。

② 列标题文字：字体"黑体"，"14"号字。

③ 数据区文字：字体"宋体"，"12"号字。

④ 对单元格区域 H3:K12 数据设置货币格式，保留 2 位小数。

⑤ 取最合适列宽。

操作步骤：

① 选中 A1 单元格，选择"开始"→"字体"→"楷体"、"18"命令，单击"加粗"按钮，用同样的方法设置列标题文字和数据区文字格式。

② 选中单元格区域 A1:K1，选择"开始"→"对齐方式"→"合并后居中"命令。

③ 选中单元格区域 H3:K12，选择"开始"→"格式"→"设置单元格格式"命令，在弹出的对话框中选择"数字"选项卡，在"货币"类别中选择"¥"格式，小数位数 2 位。

④ 选中单元格区域 A2:K12，选择"开始"→"单元格"→"格式"→"自动调整列宽"命令。

结果如图 5-51 所示。

编号	姓名	性别	年龄	身份证号	入院日期	病区	床位费	治疗费	药费	总费用
					某中医附院部分住院病人一览表					
	钟嘉新			520102████1234	2016-09-01		¥300.00	¥3,490.00	¥2,463.40	
	管同			520102████123X	2014-08-12		¥245.00	¥4,590.00	¥4,646.90	
	吴心			520101████709X	2016-09-01		¥245.00	¥5,903.00	¥12,653.60	
	廖志杰			520102████1234	2015-06-07		¥500.00	¥12,340.00	¥7,654.00	
	刘小雨			520102████304X	2016-12-01		¥1,000.00	¥7,865.00	¥4,532.50	
	杜思嘉			520102████0114	2016-07-01		¥450.00	¥34,567.00	¥74,853.60	
	李思思			520101████7890	2016-02-03		¥890.00	¥7,654.00	¥9,675.00	
	马欢欢			520102████1290	2015-09-24		¥360.00	¥6,754.00	¥5,346.00	
	王勇			520102████120X	2015-06-23		¥560.00	¥7,684.00	¥6,453.00	
	顾佳			520102████1278	2016-01-21		¥980.00	¥5,374.00	¥6,574.00	

图 5-51　工作表格式化

（3）自动序列输入。

要求：利用填充柄完成"编号"列数据的自动填充，利用数据有效性设置"性别"和"病区"数据序列。

操作步骤：

① 选中单元格 A3，输入起始编号 "'001"（注意：编号最前端是半角的单引号），拖动 A3 单元格填充柄到 A12 单元格。

② 产生性别信息。选择单元格区域 C3:C12，选择"数据"→"数据有效性"命令，在弹出对话框的"设置"选项卡的"允许"下拉列表框中选择"序列"；在"来源"编辑框中输入序列"女,男"，以半角逗号分隔各项，单击"确定"按钮。

③ 产生病区信息。选择单元格区域 G3:G12，选择"数据"→"数据有效性"命令，在弹出对话框的"设置"选项卡的"允许"下拉列表框中选择"序列"；在"来源"编辑框中输入序列"内科,妇科,儿科,骨科,内分泌科"，以半角逗号分隔各项，单击"确定"按钮。

④ 选中单元格区域 A2:K12，选择"开始"→"单元格"→"格式"→"自动调整列宽"命令。

结果如图 5-52 所示。

图 5-52　数据有效性序列

（4）函数和公式的应用。

要求：

① 在"年龄"列，利用函数计算出全部人员的年龄。

② 在"总费用"，利用函数计算出全部人员的总费用。

操作步骤：

① 在单元格 D3 中输入函数"= YEAR(TODAY())–MID(E3,7,4)"，拖动 D3 单元格填充柄到 D12 单元格。

② 在单元格 K3 中输入函数"=SUM(H3:J3)"，拖动单元格 K3 填充柄到单元格 K12。

结果如图 5-53 所示。

图 5-53　利用函数完成计算

（5）数据管理的应用。

要求：

① 按年龄升序排序。

② 筛选出年龄 30 岁（包括 30 岁）以下的女病人数据。

③ 分类汇总各病区的平均住院费用。

④ 利用数据透视表统计处各病区男女病人数。

操作步骤：

① 建立数据清单：双击"Sheet2"工作表，更名为"数据管理"。

② 选择"张三综合练习"工作表单元格区域 A2:K12 并右击，在弹出的快捷菜单中选择"复制"命令；选择"数据管理"工作表单元格 A1 并右击，在弹出的快捷菜单中选择"选择性粘贴"命令，在弹出的对话框中选择"值和数字格式"单选按钮，单击"确定"按钮，如图 5-54 所示。

	A	B	C	D	E	F	G	H	I	J	K
1	编号	姓名	性别	年龄	身份证号	入院日期	病区	床位费	治疗费	药费	总费用
2	001	钟嘉新	女	52	520102196	2016-09-01	妇科	¥300.00	¥3,490.00	¥2,463.40	¥6,253.40
3	002	管同	男	32	520102198	2014-08-12	内科	¥245.00	¥4,590.00	¥4,646.90	¥9,481.90
4	003	吴心	男	42	520101197	2016-09-01	内分泌科	¥245.00	¥5,903.00	¥12,653.60	¥18,801.60
5	004	廖志杰	男	32	520102198	2015-06-07	骨科	¥500.00	¥12,340.00	¥7,654.00	¥20,494.00
6	005	刘小雨	女	2	520102201	2016-12-01	儿科	¥1,000.00	¥7,865.00	¥4,532.50	¥13,397.50
7	006	杜思嘉	女	36	520102196	2016-07-01	妇科	¥450.00	¥34,567.00	¥74,853.60	¥109,870.60
8	007	李思思	女	1	520101201	2016-02-03	儿科	¥890.00	¥7,654.00	¥9,675.00	¥18,219.00
9	008	马欢欢	女	27	520102199	2015-09-24	骨科	¥360.00	¥6,754.00	¥5,346.00	¥12,460.00
10	009	王勇	男	57	520102196	2015-06-23	内分泌科	¥560.00	¥7,684.00	¥6,453.00	¥14,697.00
11	010	顾佳	女	47	520102197	2016-01-21	内科	¥980.00	¥5,374.00	¥6,574.00	¥12,928.00

张三综合练习 / 数据管理 / Sheet3

图 5-54　数据管理工作表

③ 排序。单击"数据管理"工作表中数据区范围内的任意单元格，选择"开始"→"排序和筛选"→"自定义排序"命令，在弹出的对话框中选择"年龄"为主要关键字，排序依据"数值"，次序"升序"，单击"确定"按钮。

结果如图 5-55 所示。

	A	B	C	D	E	F	G	H	I	J	K
1	编号	姓名	性别	年龄	身份证号	入院日期	病区	床位费	治疗费	药费	总费用
2	007	李思思	女	1	520101201	2016-02-03	儿科	¥890.00	¥7,654.00	¥9,675.00	¥18,219.00
3	005	刘小雨	女	2	520102201	2016-12-01	儿科	¥1,000.00	¥7,865.00	¥4,532.50	¥13,397.50
4	008	马欢欢	女	27	520102199	2015-09-24	骨科	¥360.00	¥6,754.00	¥5,346.00	¥12,460.00
5	002	管同	男	32	520102198	2014-08-12	内科	¥245.00	¥4,590.00	¥4,646.90	¥9,481.90
6	004	廖志杰	男	32	520102198	2015-06-07	骨科	¥500.00	¥12,340.00	¥7,654.00	¥20,494.00
7	006	杜思嘉	女	36	520102196	2016-07-01	妇科	¥450.00	¥34,567.00	¥74,853.60	¥109,870.60
8	003	吴心	男	42	520101197	2016-09-01	内分泌科	¥245.00	¥5,903.00	¥12,653.60	¥18,801.60
9	010	顾佳	女	47	520102197	2016-01-21	内科	¥980.00	¥5,374.00	¥6,574.00	¥12,928.00
10	001	钟嘉新	女	52	520102196	2016-09-01	妇科	¥300.00	¥3,490.00	¥2,463.40	¥6,253.40
11	009	王勇	男	57	520102196	2015-06-23	内分泌科	¥560.00	¥7,684.00	¥6,453.00	¥14,697.00

图 5-55　按"年龄"升序排序

④ 自动筛选。在"数据管理"工作表中数据区范围内的任意单元格定位，选择"数据"→"筛选"命令，在"性别"下拉列表中选择"女"，在"年龄"下拉列表中选择"数字筛选"→"小于或等于"命令，文本框中输入数字"30"。

结果如图 5-56 所示。

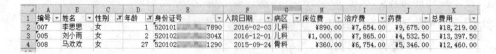

	A	B	C	D	E	F	G	H	I	J	K
1	编号	姓名	性别	年龄	身份证号	入院日期	病区	床位费	治疗费	药费	总费用
2	007	李思思	女	1	520101●●●7890	2016-02-03	儿科	¥890.00	¥7,654.00	¥9,675.00	¥18,219.00
3	005	刘小雨	女	2	520102●●●304X	2016-12-01	儿科	¥1,000.00	¥7,865.00	¥4,532.50	¥13,397.50
4	008	马欢欢	女	27	520102●●●1290	2015-09-24	骨科	¥360.00	¥6,754.00	¥5,346.00	¥12,460.00

图 5-56　自动筛选

⑤ 取消自动筛选。再次选择"数据"→"筛选"命令，即可取消自动筛选状态。

⑥ 分类汇总。先对"数据管理"工作表中的"病区"列排序，然后选择"数据"→"分类汇总"命令，在"分类汇总"对话框中，"分类字段"选择"病区"，"汇总方式"选择"平均值"，"选定汇总项"选择"总费用"，单击"确定"按钮。

结果如图 5-57 所示。

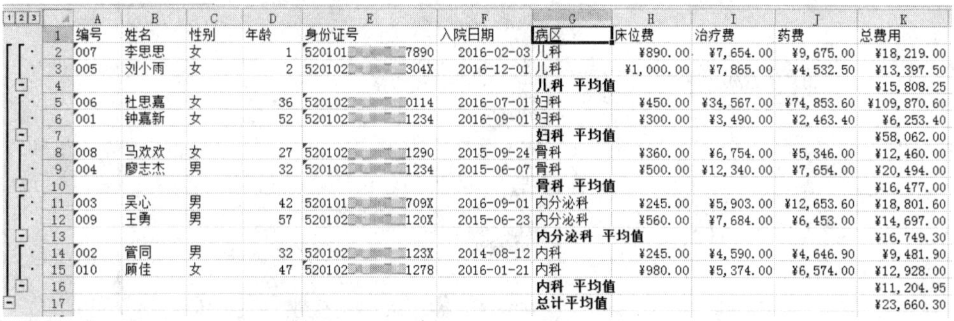

图 5-57　各病区平均住院费用

⑦ 数据透视表：双击"Sheet3"工作表，更名为"数据透视表"。

⑧ 选择"张三综合练习"工作表单元格区域 A2:K12 并右击，在弹出的快捷菜单中选择"复制"命令；选择"数据透视表"工作表单元格 A1 并右击，在弹出的快捷菜单中选择"选择性粘贴"命令，在弹出的对话框中选择"值和数字格式"单选按钮，单击"确定"按钮，如图 5-58 所示。

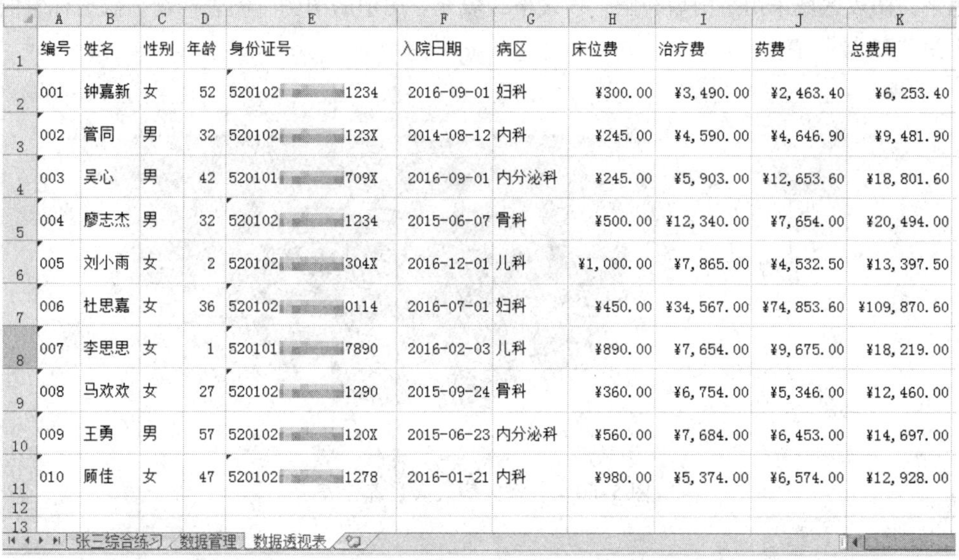

图 5-58　数据透视表工作表

⑨ 单击"数据透视表"工作表中数据区域任意单元格，选择"插入"→"表格"→"数据透视表"→"数据透视图"命令，弹出"创建数据透视表及数据透视图"对话框，选择或输入要用于创建数据透视表的源数据区域，选择放置数据透视图的位置，选中"现有工作表"，选中 A15 单元格，单击"确定"按钮。打开"数据透视表字段列表"任务窗格，创建数据透视表。

⑩ 数据透视表、图字段列表操作窗口。将"病区"字段拖动到"行标签"区域中，"性别"字段拖动到"列标签"区域中，"性别"字段拖动到"数值"区域内，单击"数值"文本框内要改变的字段，在弹出的快捷菜单中选择"计数"命令，单击"确定"按钮，结果如图 5-59 所示。

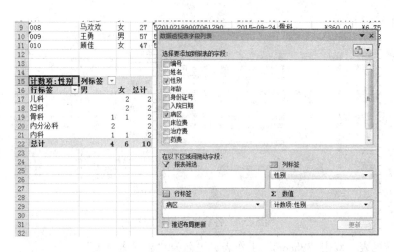

图 5-59   各病区男女病人表

（6）图表的应用

①利用分类汇总统计出各病区的总人数，编辑成数据清单。

②根据各病区人数绘制如图 5-60 所示的三维饼图，标题为"各病区病人人数统计图表"，深红色字，图表区域采用"雨后初晴"预设格式填充。图中的图例、图表标题、数据标签的文字都设定为"12 号"字。

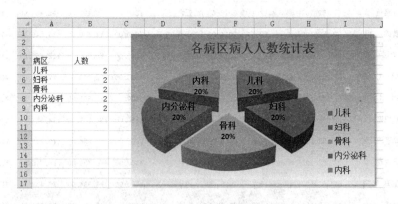

图 5-60   各病区病人人数统计表

习　题

一、选择题

1. 在 Excel 2010 中，工作表最多允许有（　　）行。

　　A. 1 048 576　　　　　B. 256　　　　　　　C. 245　　　　　　　D. 128

2. 要新建一个 Excel 2010 工作簿，下面错误的是（　　）。

　　A. 选择"文件"→"新建"命令

　　B. 单击"常用"工具栏中的"新建"按钮

　　C. 按快捷键 Ctrl+N

D. 按快捷键 Ctrl+W

3. Excel 工作表中，把一个含有单元格坐标引用的公式复制到另一个单元格中时，其中所引用的单元格坐标保持不变。这种引用的方式（　　　）。

A. 为相对引用　　　　B. 为绝对引用　　　　C. 为混合引用　　　　D. 无法判定

4. Excel 中在单元格中输入公式时，输入的第一个符号是（　　　）。

A. =　　　　　　　　B. +　　　　　　　　C. –　　　　　　　　D. $

5. 设 A1 单元中有公式 "=SUM(B2:D5)"，在 C3 单元插入一列后再删除一行，则 A1 单元的公式变成（　　　）。

A. =SUM(B2:E4)　　　B. =SUM(B2:E5)　　　C. =SUM(B2:D3)　　　D. =SUM(B2:E3)

6. 为了区别 "数字" 和 "数字字符串" 数据，Excel 要求在输入项前添加（　　　）符号来区别

A. #　　　　　　　　B. @　　　　　　　　C. "　　　　　　　　D. '

7. 下列关于排序操作的叙述中正确的是（　　　）。

A. 排序时只能对数值型字段进行排序，对于字符型的字段不能进行排序

B. 排序可以选择字段值的升序或降序两个方向分别进行

C. 用于排序的字段称为 "关键字"，在 Excel 中只能有一个关键字段

D. 一旦排序后就不能恢复原来的记录排列

8. 下列关于 Excel 的叙述中，错误的是（　　　）。

A. 一个 Excel 文件就是一个工作表

B. 一个 Excel 文件就是一个工作簿

C. 一个工作簿可以有多个工作表

D. 双击某工作表标签，可以对该工作表重新命名

9. 在 Excel 中，双击某工作表标签将（　　　）。

A. 重命名该工作表　　B. 切换到该工作表　　C. 删除该工作表　　D. 隐藏该工作表

10. 在 Excel 中，字符型数据的默认对齐方式是（　　　）。

A. 左对齐　　　　　　B. 右对齐　　　　　　C. 两端对齐　　　　　D. 视具体情况而定

11. 作为数据的一种表示形式，图表是动态的，当改变了其中（　　　）之后，Excel 会自动更新图表。

A. X 轴上的数据　　　B. Y 轴上的数据　　　C. 所依赖的数据　　　D. 标题的

12. 下列说法中错误的是（　　　）。

A. 分类汇总前数据必须按关键字字段排序

B. 分类汇总的关键字段只能是一个字段

C. 汇总方式只能是求和

D. 分类汇总可以删除，但删除汇总后排序操作不能撤销

13. 如果 A1:A5 包含数字 10、7、9、27 和 2，则（　　　）。

A. SUM(A1:A5)等于 10　　　　　　　　B. SUM(A1:A3)等于 26

C. AVERAGE(A1&A5)等于 11　　　　　　D. AVERAGE(A1:A3)等于 7

14. Excel 不能完成的任务是（   ）。

    A. 分类汇总　　　　B. 加载宏　　　　　　C. 邮件合并　　　　　D. 合并计算

15. 在 Excel 中，工作表的管理是由（   ）来完成的。

    A. 文件　　　　　　B. 程序　　　　　　　C. 工作簿　　　　　　D. 单元格

16. 在 Excel 中，下列地址为相对地址的是（   ）。

    A. $D5　　　　　　B. $E$7　　　　　　　C. C3　　　　　　　　D. F$8

17. 下列序列中，不能直接利用自动填充快速输入的是（   ）。

    A. 星期一、星期二、星期三、……

    B. 第一类、第二类、第三类、……

    C. 甲、乙、丙、……

    D. Mon、Tue、WeD.……

18. Excel 的默认工作簿名称是（   ）。

    A. 文档 1　　　　　B. Sheet1　　　　　　C. Book1　　　　　　D. DOC

19. 在 Excel 的单元格内输入日期时，年、月、日分隔符可以是（   ）。

    A. "/" 或 "—"　　B. "." 或 "|"　　　C. "/" 或 "\"　　　D. "\" 或 "—"

20. Excel 中默认的单元格引用是（   ）。

    A. 相对引用　　　　B. 绝对引用　　　　　C. 混合引用　　　　　D. 三维引用

21. Excel 工作表 F7 单元格的值为 7654.375，执行某些操作之后，在 F7 单元格中显示一串 "#" 符号，说明 F78 单元格的（   ）。

    A. 公式有错，无法计算

    B. 数据已经因操作失误而丢失

    C. 显示宽度不够，只要调整宽度即可

    D. 格式与类型不匹配，无法显示

22. 某区域由 A1、A2、A3、B1、B2、B3 六个单元格组成。下列不能表示该区域的是（   ）。

    A. A1:B3　　　　　B. A3:B1　　　　　　C. B3:A1　　　　　　D. A1:B1

23. 在 Excel 中，下面说法不正确的是（   ）。

    A. Excel 应用程序可同时打开多个工作簿文档

    B. 在同一工作簿文档窗口中可以建立多张工作表

    C. 在同一工作表中可以为多个数据区域命名

    D. Excel 新建工作簿的默认名为 "文档 1"

24. Excel 的主要功能是（   ）。

    A. 表格处理，文字处理，文件管理　　　　B. 表格处理，网络通信，图表处理

    C. 表格处理，数据库管理，图表处理　　　D. 表格处理，数据库管理，网络通信

25. Excel 2010 工作簿的最小组成单位是（   ）

    A. 工作表　　　　　B. 单元格　　　　　　C. 字符　　　　　　　D. 标签

26. 一个工作簿启动后，默认创建了（   ）个工作表。

　　A．1　　　　　　　　B．3　　　　　　　　C．8　　　　　　　　D．10

27. 在 Excel 2010 中，使用"自动求和"按钮对 D5 至 D8 单元格求和，并将结果填写在 D10 单元格的正确步骤是（　　）。

　　① 单击"自动求和"按钮② 选择求和区域 D5:D8③ 选择单元格 D10④ 按回车键
　　A．①、②、③、④　B．③、①、②、④　C．④、③、②、①　D．③、②、④、①

28. Excel 2010 使用的默认文件类型是（　　）。
　　A．.doc　　　　　　　B．.txt　　　　　　　C．.ppt　　　　　　　D．.xlsx

29. 单元格中数值型数据的默认对齐方式是（　　）。
　　A．右对齐　　　　　　B．左对齐　　　　　　C．居中　　　　　　　D．不一定

30. 在 Excel 2010 中，创建公式的操作步骤是（　　）。
　　① 在编辑栏输入等号② 按回车键③ 选择需要输入公式的单元格④ 输入公式具体内容
　　A．①、②、③、④　B．③、①、②、④　C．③、①、④、②　D．③、②、④、①

二、判断题

1. Excel 是表格处理软件。　　　　　　　　　　　　　　　　　　　　　　　　（　　）
2. 电子表格由行列组成的工作表构成，行与列交叉形成的格子称为单元格。　　（　　）
3. 公式被复制后，公式中参数的地址发生相应的变化，叫绝对地址引用。　　　（　　）
4. 打印工作表，还需为工作表设置框线，否则不打印表格线。　　　　　　　　（　　）
5. Excel 的单元格可以存储公式。　　　　　　　　　　　　　　　　　　　　　（　　）
6. 当单元格宽度不足以显示所有数值时，显示系列"#"号，原单元格内容被删除无法再恢复。
　　　　　　　　　　　　　　　　　　　　　　　　　　　　　　　　　　　　（　　）
7. 在某个单元格中输入公式"=SUM($B$1:$B$8)"或"=SUM(B1:B8)"，最后计算出的值是一样的。
　　　　　　　　　　　　　　　　　　　　　　　　　　　　　　　　　　　　（　　）
8. 在工作表上插入的图片不属于某一单元格。　　　　　　　　　　　　　　　（　　）
9. Excel 2010 不能同时打开文件名相同的工作簿。　　　　　　　　　　　　　（　　）
10. 数据清单的排序，汉字可以按笔画进行排序。　　　　　　　　　　　　　　（　　）
11. 数据清单的排序，汉字可以按笔画进行排序。　　　　　　　　　　　　　　（　　）
12. 独立式图表是将工作表数据和相应图表分别存放在不同的工作表。　　　　（　　）
13. 在 Excel 2010 中，只能在单元格内编辑输入的数据。　　　　　　　　　　（　　）
14. 在 Excel 2010l 中，工作簿中最多可以设置 16 张工作表。　　　　　　　　（　　）
15. Excel 2010 中的单元格可用来存取文字、公式、函数及逻辑等数据。　　　（　　）

三、问答题

1. 什么是绝对引用？
2. 如何在绝对与相对单元引用之间快速切换？
3. 怎样在打印时让 Excel 表头在每一页都显示？
4. 在 Excel 如何自动显示分页符？

5. 如何在一个单元格中显示多行文字？

6. 如何同时在多个单元格中输入相同内容？

7. 如何固定显示某列？

8. 18 位身份证号码输入的几种解决方法？

9. 如果有文本串"YY0115"，若取第三、四的值"01"，应该用什么函数？

10. Excel 中如何修改批注的字体和颜色？

11. 单元格对齐方式中居中、跨列居中与合并居中的区别？

12. 在 Excel 2010 中清除单元格与删除单元格有何区别？

第 6 章 | PowerPoint 2010 演示文稿制作软件

实验 1　PowerPoint 演示文稿的制作

一、实验目的

（1）掌握 PowerPoint 2010 的启动、保存与退出方法。

（2）掌握利用内容向导、模板和空演示文稿制作演示文稿。

（3）掌握在演示文稿中编辑文本及段落的格式设置等基本操作。

（4）掌握演示文稿中艺术字、图片的使用方法。

二、实验知识点

PowerPoint 是制作演示文稿的软件，能制作出集文字、图片、表格、声音、动画等多种媒体元素于一体的演示文稿。

PowerPoint 2010 创建的演示文稿视图有 4 种：普通视图、幻灯片浏览、备注页和阅读视图。普通视图常用于编辑幻灯片；幻灯片浏览视图常用于浏览、改变布局及快速增加\删除指定幻灯片；备注页视图用于编辑、显示幻灯片的备注页；阅读视图用于查看所有幻灯片的实际放映效果。

使用 PowerPoint 制作演示文稿时往往需要使用设计模板。设计模板是指幻灯片的底色、背景、图案、配色方案等，对整个演示文稿的外观起作用。通常，选定了一种设计模板时，则所有的幻灯片都遵循这种模板的样式。

演示文稿的母版有 3 类：幻灯片母版、讲义母版和备注母版。通过对这些母版的设置可分别对幻灯片、讲义或备注实现全局特征的修改，包括文字特征、背景及一些特殊效果，并能使修改效果快速地应用到当前文稿的所有幻灯片、讲义或备注页上。

三、实验内容和步骤

（1）制作一个以"跋涉"为主题模板，共 7 张幻灯片的演示文稿，并以"中医药文化"为文件名进行保存。版式：标题幻灯片，包括主标题和副标题和一张图片。

操作步骤：

① 启动 PowerPoint 2010，选择"设计"选项卡下的"跋涉"主题。

② 设置主标题内容为"中医药文化"；字体：华文行楷；大小：80；颜色：红色；对齐方式：居中；设置文字效果格式：无映像。

副标题内容为"中医药文化历史源远流长，博大精深，是中华三大瑰宝之一。"；字体：华文楷体；大小：40；颜色：黑色；对齐方式：左对齐。

③ 选择"插入"→"插图"→"图片"命令，插入一张图片，位置如图 6-1 所示。

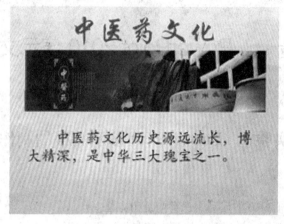

图 6-1　制作第 1 张幻灯片

（2）在第 2 张幻灯片上输入文本，插入艺术字和图片。

操作步骤：

① 选择"开始"→"幻灯片"→"新建幻灯片"命令，插入一张新的空白幻灯片。

② 选择"插入"→"文本"→"艺术字"命令，插入艺术字。艺术字内容：《神农本草经》；样式：填充 – 褐色，强调文字颜色 2，暖色粗糙棱台；字体：华文彩云；大小：60；文本效果：橙色，8pt 发光，强调文字颜色 1、上弯弧。

③ 选择"插入"→"文本"→"文本框"命令，新建一个文本框，在文本框内输入内容为"—世界最早药物学专著"。字体：华文楷体；大小：32；颜色：深红色；对齐方式：右对齐。

④ 选择"插入"→"插图"→"图片"命令，插入一张图片，位置如图 6-2 所示。

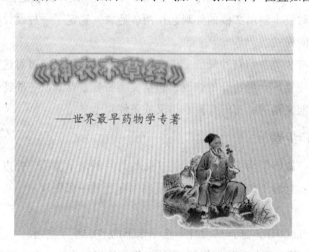

图 6-2　制作第 2 张幻灯片

（3）第 3~7 张为内容幻灯片（可利用母版进行设置）。

操作步骤：

① 选择"开始"→"幻灯片"→"新建幻灯片"命令，插入 5 张新的幻灯片。版式为内容幻灯片。

② 选择"视图"→"母版视图"→"幻灯片母版"命令，在内容母版上进行设置。标题字体：隶书（标题）；大小：48；对齐方式：左对齐；正文字体：华文楷体（正文）；大小：28；对齐方式：左对齐（其中深红色字体部分为右对齐）。

正文内容如图 6-3 所示，并在相应文本的位置添加图片、项目符号，设置文字的颜色。

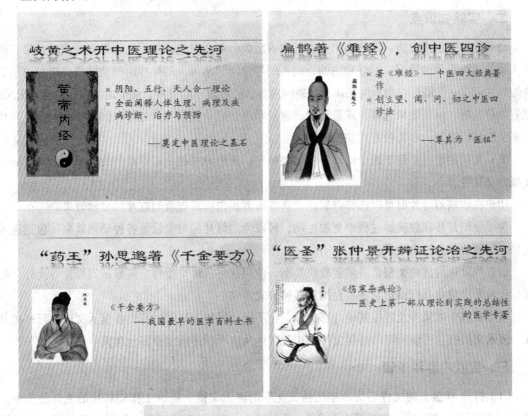

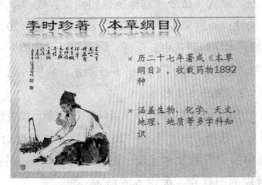

图 6-3　正文内容

③ 选择"文件"→"保存"命令，保存位置为 D 盘，文件名为"中医药文化"，类型为".pptx"。

实验 2　PowerPoint 演示文稿的动画制作

一、实验目的

（1）掌握幻灯片的动画设置方法。

（2）掌握幻灯片的超链接设置方法。

（3）掌握幻灯片的放映方法。

二、实验知识点

动画能够吸引注意力，做到突出重点，内容活泼，刺激强烈，进而达到最佳的演示效果。演示文稿的动画有两种情况：幻灯片内的动画；幻灯片间的动画。幻灯片内的动画设置指在演示放映幻灯片时，一张幻灯片内不同层次、对象的内容，随着演示的进展，逐个地、动态地显示出来。设置项目包括：动画效果选择、声音设置、显示顺序、启动控制等。幻灯片间切换动画设置是指在多张幻灯片之间，以各种方式切换幻灯片。

演示文稿的超链接用于改变幻灯片的放映顺序，让用户来控制幻灯片的放映，从而实现演示文稿的交互性。

用户在放映幻灯片时可以选择以颜色、灰度或者黑白模式查看幻灯片的显示效果。

为了使幻灯片在放映的过程中更加生动，可以为幻灯片的对象设置各种动画效果，包括进入效果、强调效果和退出效果。

幻灯片默认的放映类型是讲演者放映类型，使用这种放映类型将全屏显示幻灯片。此外，幻灯片还可采用观众自行浏览及在展台浏览两种方式放映。

演示文稿中如果涉及链接其他外部文件，在不同计算机上演示时可先将演示文稿进行打包处理。演示文稿打包可使所有的链接文件、相关字体及应用程序播放器都包含其中。

三、实验内容和步骤

（1）打开 D 盘上的文件名为"中医药文化"的演示文稿。将第 1 张幻灯片的主标题选中，选择"动画"→"动画"→"浮入"命令。副标题也相同设置成"浮入"的动画效果。副标题的效果选项设置为声音：风铃；动画文本：按字/词；延迟百分比：20，如图 6-4 所示。

（2）将第 2 张幻灯片的艺术字标题选中，选择"动画"→"动画"→"脉冲"命令，在弹出的对话框中设置计时期间为"中速（2 秒）"，如图 6-5 所示；将图片选中，选择"动画"→"动画"→"翻转式由远及近"命令如图 6-5 所示。

（3）选择"切换"→"切换到此幻灯片"→"百叶窗"命令，设置所有幻灯片的切换效果。

（4）选中第 1 张幻灯片，选择"开始"→"幻灯片"→"新建幻灯片"命令，插入一张新的幻灯片制作目录。选中每一行的文本标题，选择"插入"→"链接"→"超链接"命令，使选中标题能跳转到相对应的幻灯片，如图 6-6 所示。

（5）选中第 3 张幻灯片，选择"插入"→"插图"→"形状"命令，找到"动作按钮"中里的空白按钮进行设置，使其链接到第 2 张目录幻灯片上，并在按钮上添加文字为"返回目录"，如

图 6-7 和图 6-8 所示。

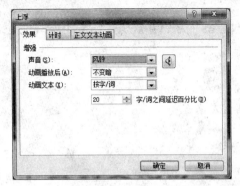
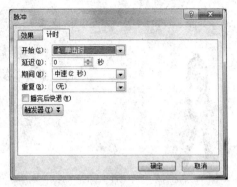

图 6-4　设置"风铃"声音效果　　　　　　图 6-5　"脉冲"对话框

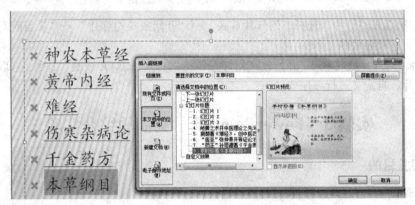

图 6-6　设置标题超链接

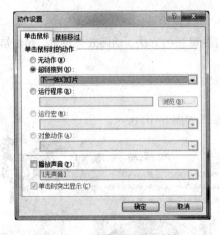
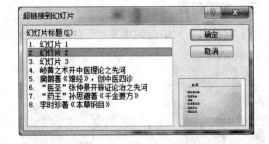

图 6-7　"动作设置"对话框　　　　　　图 6-8　"超链接到幻灯片"对话框

（6）第 4 张到第 8 张的每一张幻灯片上制作相同的按钮，使每一张幻灯片都能跳转回目录幻灯片，如图 6-9 所示。

（7）设置幻灯片的放映方式。

① 选择"幻灯片放映"→"开始放映幻灯片"→"从头开始进行放映"命令。

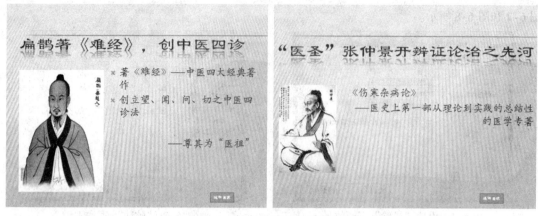

图 6-9　制作"返回目录"按钮

② 选中第 3 张幻灯片，选择"幻灯片放映"→"开始放映幻灯片"→"从当前幻灯片开始"命令，开始进行顺序放映。

③ 选择"幻灯片放映"→"开始放映幻灯片"→"自定义幻灯片放映"命令，选取其中的 1、3、7 幻灯片，自定义进行顺序放映。

实验 3　PowerPoint 演示文稿的综合实验

一、实验目的

（1）掌握幻灯片的组织和编辑。

（2）精心构思完成整体演示文稿的设计。

二、实验知识点

幻灯片的组织和编辑，设计模板的应用，修改幻灯片母版的方法，动画效果设置、超级链接、幻灯片切换效果、放映方式。

三、实验内容

（1）制作名为"中医四季养生"的演示文稿。效果图如图 6-10 所示。

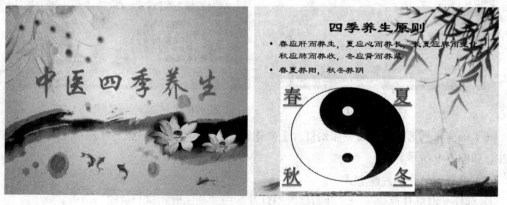

图 6-10　"中医四季养生"幻灯片

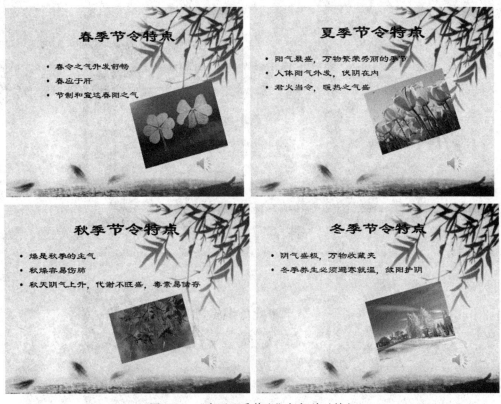

图 6-10　"中医四季养生"幻灯片（续）

（2）第 1 张幻灯片的版式为"标题幻灯片"；输入主标题内容为"中医四季养生"，字体：华文行楷；大小：96；颜色：深红色；对齐方式：居中；插入一张图片作为背景。并将标题文字设置为"形状"动画效果，如图 6-11 所示。

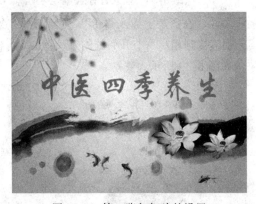

图 6-11　第 1 张幻灯片的设置

（3）从第 2 张幻灯片开始版式均设置为"标题和内容"，在母版中进行设置。

① 标题字体：隶书；大小：48；加粗，居中。

② 插入一张图片设置为统一的背景效果，如图 6-12 所示。

③ 插入一个声音文件作为背景音乐，音频选项：放映时隐藏；循环播放，直到停止，如图 6-13 所示。

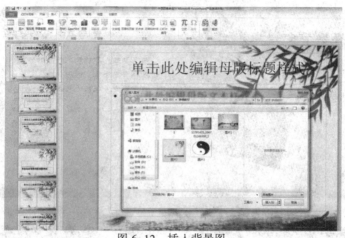

图 6-12　插入背景图

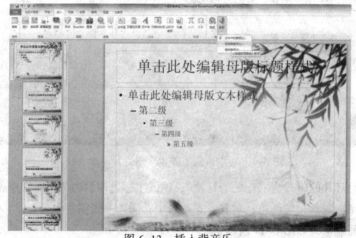

图 6-13　插入背音乐

（4）在第 2 张幻灯片插入图片，在图片上插入"春""夏""秋""冬"4 个艺术字，分别将 4 个字进行超链接设置，使其分别链接到相应季节开始的幻灯片上。并将标题设置为"浮入"、内容设置为"轮子"的动画效果，如图 6-14 所示。

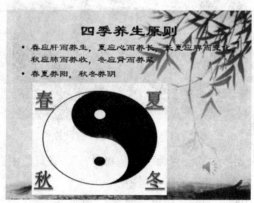

图 6-14　第 2 张幻灯片的设置

（5）在每一张季节特点的幻灯片上插入一张相应图片，设置为旋转-15°，如图 6-15 所示。

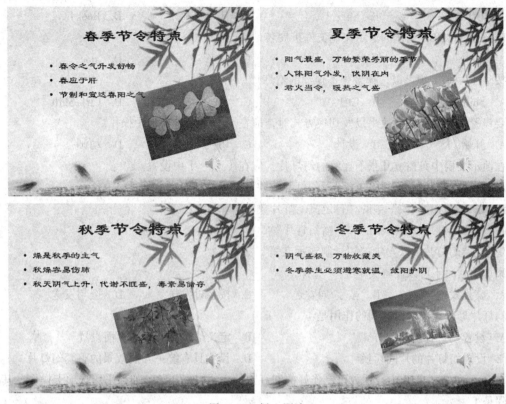

图 6-15　插入图片

（6）在每一张季节结束的幻灯片上插入一个"返回"按钮，使其返回到第 2 张幻灯片上，如图 6-16 所示。

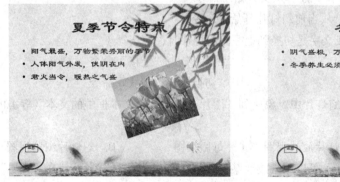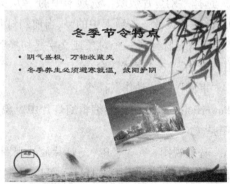

图 6-16　插入"返回"按钮

（7）将所有幻灯片的切换效果设置为"门"。

习　　题

一、选择题

1. PowerPoint 2010 中新建文件的默认名称是（　　　　）。

  A. DOC1　　　　　B. Sheet1　　　　　C. 演示文稿 1　　　　D. Book1

2. PowerPoint 2010 制作的演示文稿文件扩展名是（　　　）。

  A. .pptx　　　　　B. .xls　　　　　C. .ppt　　　　　　D. .doc

3. 按住（　　　）键可以选择多张不连续的幻灯片。

  A. Shift　　　　　B. Ctrl　　　　　C. Alt　　　　　　D. Ctrl+Shift

4. 要设置幻灯片的切换效果以及切换方式时，应在（　　　）选项卡中操作。

  A. 开始　　　　　B. 设计　　　　　C. 切换　　　　　　D. 动画

5. 在演示文稿中只播放几张不连续的幻灯片，应在（　　　）中设置。

  A. 在"幻灯片放映"中的"设置幻灯片放映"

  B. 在"幻灯片放映"中的"自定义幻灯片放映"

  C. 在"幻灯片放映"中的"广播幻灯片"

  D. 在"幻灯片放映"中的"录制演示文稿"

6. 添加动画时不可以设置文本（　　　）。

  A. 整批发送　　　B. 按字/词发送　　　C. 按字母发送　　　D. 按句发送

7. 幻灯片母版设置可以起到的作用是（　　　）。

  A. 设置幻灯片的放映方式　　　　　　B. 定义幻灯片的打印页面设置

  C. 设置幻灯片的片间切换　　　　　　D. 设置具有统一外观效果的整套幻灯片

8. 在 PowerPoint 2010 中，播放已制作好的幻灯片的方式有好几种，如果采用选项卡操作，其步骤是（　　　）。

  A. 选择"切换"选项卡中的"从头开始"命令

  B. 选择"动画"选项卡中的"从头开始"命令

  C. 选择"幻灯片放映"选项卡中的"从头开始"命令

  D. 选择"设计"选项卡中的"从当前幻灯片开始"命令

9. 若想设置鼠标经过一个对象或文字是切换到上一张幻灯片时，应选择（　　　）。

  A. "开始"→"字体"命令　　　　　　B. "插入"→"链接"命令

  C. "审阅"→"动作"命令　　　　　　D. "切换"→"格式"命令

10. PowerPoint 2010 中，能编辑幻灯片中对象（如"图片、艺术字、文本框中的文本"等）的视图是（　　　）。

  A. 普通视图　　　B. 幻灯片放映视图　　　C. 母版视图　　　　D. 幻灯片浏览视图

11. 在 PowerPoint 2010 中，"版式"可以用来改变某一幻灯片的布局，"版式"按钮在"开始"选项卡的（　　　）组中。

  A. "幻灯片"　　　B. "编辑"　　　　C. "字体"　　　　　D. "绘图"

12. 在制作幻灯片时，若要插入一张名为"a.jpg"的照片文件，应该采用的操作是选择（　　　）。

  A. "插入"→"剪贴画"命令　　　　　　B. "插入"→"文本框"命令

  C. "插入"→"图片"命令　　　　　　D. "插入"→"形状"命令

13. 要使幻灯片中的标题、图片、文字等按用户的要求顺序出现，应进行的设置是（　　　）。

  A. 设置放映方式　　　B. 幻灯片切换　　　C. 自定义动画　　　D. 幻灯片链接

14. 创建演示文稿时默认创建（　　　）版式的幻灯片。

A. 标题幻灯片　　　B. 标题和内容　　　C. 标题和表格　　　D. 空白版式

15. 在幻灯片视图窗格中，要删除选中的幻灯片，不能实现的操作是（　　　）。

A. 按 Delete 的键　　　　　　　　　B. 按 Backspace 键

C. 单击"隐藏幻灯片"按钮　　　　　D. 选择右键菜单中的"删除幻灯片"命令

16. 在自定义动画的设置中，（　　　）是正确的。

A. 只能用鼠标来控制，不能用时间来设置控制

B. 只能用时间来控制，不能用鼠标来设置控制

C. 既能用鼠标来控制，又能用时间来设置控制

D. 鼠标和时间都不能设置控制

17. 光标位于幻灯片窗格中时，选择"开始"→"幻灯片"→"新建幻灯片"按钮，插入的新幻灯片位于（　　　）。

A. 当前幻灯片之前　B. 当前幻灯片之后　C. 文档的最前面　D. 文档的最后面

18. 在 PowerPoint 2010 中，要想同时查看多张幻灯片，应选择（　　　）。

A. 幻灯片视图　　　B. 普通视图　　　C. 幻灯片浏览视图　D. 大纲视图

19. 选择全部幻灯片时，可用快捷键（　　　）。

A. Shift+A　　　　B. Ctrl+A　　　　C. F3　　　　D. F4

20. 如果要从一个幻灯片淡入到下一个幻灯片，应使用"幻灯片放映"中的（　　　）命令进行设置。

A. 动作按钮　　　B. 预设动画　　　C. 幻灯片切换　　　D. 自定义动画

二、判断题

1. 在幻灯片浏览视图下，双击幻灯片系统自动切换到普通视图。（　　）

2. 在 PowerPoint 2010 中创建的一个文档就是一张幻灯片。（　　）

3. PowerPoint 2010 是 Windows 家族中的一员。（　　）

4. 在 PowerPoint2010 "设置放映方式"操作中，可以设置播放的背景音乐。（　　）

5. 幻灯片的复制、移动与删除只在普通视图下完成。（　　）

6. 在 PowerPoint 中，插入的视频文件或音频文件在幻灯片放映时总是自动播放。（　　）

7. 幻灯片浏览视图是进入 PowerPoint 2010 后的默认视图。（　　）

8. 在 PowerPoint 2010 中使用文本框，在空白幻灯片上即可输入文字（　　）

9. 在 PowerPoint 2010 的"幻灯片浏览"视图中可以给一张幻灯片或几张幻灯片中的所有对象添加相同的动画效果。（　　）

10. PowerPoint 2010 幻灯片中可以处理的最大字号是初号。（　　）

11. 幻灯片的切换效果是在两张幻灯片之间切换时发生的。（　　）

12. 母版以 .potx 为扩展名。（　　）

13. PowerPoint 2010 幻灯片中可以插入剪贴画、图片、声音、影片等信息。（　　）

14. PowerPoint 2010 具有动画功能，可使幻灯片中的各种对象以充满动感的形式。（　　）

15. 在 PowerPoint2010 中，超链接可以链接到某张幻灯片的具体对象上。（　　）

三、问答题

1. 在 PowerPoint2010 中，自定义功能区中其他工具的添加步骤是什么？
2. 在 PowerPoint2010 中，如何输入和编辑文本？
3. 在 PowerPoint2010 中，如何插入图片、艺术字？
4. 在 PowerPoint2010 中，如何利用幻灯片母版控制演示文稿中所有幻灯片的格式？
5. 在 PowerPoint2010 中，如何设置背景效果？
6. 在 PowerPoint2010 中，如何设置动画效果？
7. 在 PowerPoint2010 中，如何添加动作按钮？
8. 在 PowerPoint2010 中，如何创建超链接？
9. 在 PowerPoint2010 中，如何定义"自定义放映"？
10. 在 PowerPoint2010 中，如何打印演示文稿？

第 7 章　网络应用基础

实验 1　局域网设置与资源共享

一、实验目的

（1）掌握网络连通性的测试方法、测试本机 IP 地址的命令。

（2）掌握网络资源（硬盘、文件夹和打印机）的共享方法。

（3）掌握 IP 地址和域名的设置与作用。

二、实验知识点

计算机主要用于数据的处理；网络互连设备包括网卡、交换机、集线器、路由器和调制解调器，其中网卡、交换机、集线器通常用于局域网连接，路由器用于网间连接，调制解调器用于远程通信。

1．网络连通性测试

在检测网络中经常使用 PING 命令来对网络的连通性进行测试，默认情况下，Ping 命令发送 4 个回应报文（每个报文是包含 64 字节数据的 IP 数据包）到被测试的目标地址，并且监听回应报文的返回；如果源主机与目标主机正常连通，则目标主机收到该数据包后会返回应答数据包，表示线路连接正常，如果在规定时间内没有收到应答信息，表示线路故障或繁忙。

可以使用 Ping 实用程序测试计算机名和 IP 地址。如果能够成功校验 IP 地址却不能成功校验计算机名，则说明名称解析存在问题。这种情况下，要保证在本地 HOSTS 文件中或 DNS 数据库中存在要查询的计算机名。只有在安装 TCP/IP 协议之后才能使用该命令。

Ping 命令的格式和功能如下：

```
Ping [-t] [-a] [-n count] [-l size] [-f] [-i ttl] [-v tos] [-r count] [-s count]
[[-j host] | [-k host]] [-w timeout] destination-list
```

参数说明如下：

-t：校验与指定计算机的连接，直到用户中断。

-a：将地址解析为计算机名。

-n count：发送由 count 指定数量的 ECHO 报文，默认值为 4。

-l size：发送包含由 length 指定数据长度的 ECHO 报文。默认值为 64 字节，最大值为 8 192 字节。

-f：在包中发送"不分段"标志。该包将不被路由上的网关分段。

　　–i ttl：将"生存时间"字段设置为 ttl 指定的数值。

　　–v tos：将"服务类型"字段设置为 tos 指定的数值。

　　–r count：在"记录路由"字段中记录发出报文和返回报文的路由。指定的 count 值最小可以是 1，最大可以是 9。

　　–s count：指定由 count 指定的转发次数的时间戳。

　　–j host：经过由 host 指定的计算机列表的路由报文。中间网关可能分隔连续的计算机（松散的源路由）。允许的最大 IP 地址数目是 9。

　　–k host：经过由 host 指定的计算机列表的路由报文。中间网关可能分隔连续的计算机（严格源路由）。允许的最大 IP 地址数目是 9。

　　–w timeout：以毫秒为单位指定超时间隔。

　　destination–list：指定要校验连接的远程计算机。

2. 当前计算机 TCP/IP 配置查找命令 Ipconfig

　　Ipconfig 也是内置于 Windows 的 TCP/IP 应用程序之一，用于显示本地计算机的 IP 地址配置信息和网卡的 MAC 地址。运行 Ipconfig 命令，可显示本地计算机（即运行该程序的计算机）所有网卡的 IP 地址配置，从而便于校验 IP 地址设置是否正确。下面是运行 Ipconfig 命令后的显示结果，从中可以看到主机名（Host Name）、DNS 服务器地址（DNS Servers）等信息。

　　IPConfig 实用程序可以测试出本地主机的 IP 地址、网卡地址等信息，可以查看配置的情况。

　　（1）IPConfig 的命令格式

　　IPConfig 命令显示所有当前的 TCP/IP 网络配置值。该命令允许用户决定 DHCP（动态 IP 地址配置协议）配置的 TCP/IP 配置值。

　　格式如下：

```
IPConfig [/? | /all | /release [adapter] | /renew [adapter]]
```

　　（2）IPConfig 命令详解

　　参数说明如下：

　　使用不带参数的 ipconfig 命令可以得到以 IP 地址、子网掩码、默认网关等信息。

　　/?：显示 ipconfig 的格式和参数的英文说明。

　　/all：显示所有的配置信息。主机名、DNS 服务器、结点类型、网络适配器的物理地址、主机的 IP 地址、子网掩码及默认网关等。在没有该开关的情况下 Ipconfig 只显示 IP 地址、子网掩码和每个网卡的默认网关值。

　　例如：输入 C:\>ipconfig /all 按 Enter 键得到图 7–1 所示的信息。

　　/release：为指定的适配器（或全部适配器）释放 IP 地址（只适用于 DHCP）。该选项禁用本地系统上的 TCP/IP，并只在 DHCP 客户端上可用。要指定适配器名称，请输入使用不带参数的 Ipconfig 命令显示的适配器名称。如果没有参数，则 Ipconfig 将向用户提供所有当前的 TCP/IP 配置值，包括 IP 地址和子网掩码。该应用程序在运行 DHCP 的系统上特别有用，允许用户决定由 DHCP 配置的值。

　　/renew：更新 DHCP 配置参数。该选项只在运行有 DHCP 客户端服务的系统上可用。要指定适配器名称，可输入使用不带参数的 Ipconfig 命令显示的适配器名称。

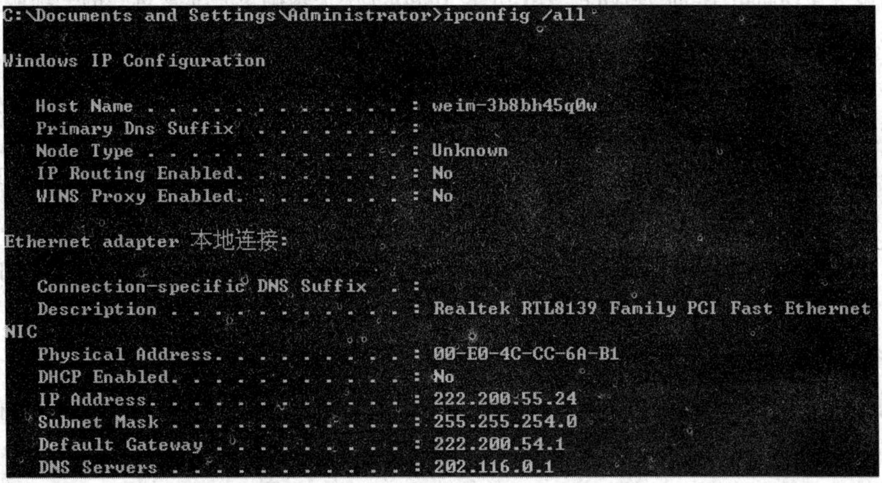

```
C:\Documents and Settings\Administrator>ipconfig /all

Windows IP Configuration

    Host Name . . . . . . . . . . . . : weim-3b8bh45q0w
    Primary Dns Suffix . . . . . . . :
    Node Type . . . . . . . . . . . . : Unknown
    IP Routing Enabled. . . . . . . . : No
    WINS Proxy Enabled. . . . . . . . : No

Ethernet adapter 本地连接:

    Connection-specific DNS Suffix  . :
    Description . . . . . . . . . . . : Realtek RTL8139 Family PCI Fast Ethernet
NIC
    Physical Address. . . . . . . . . : 00-E0-4C-CC-6A-B1
    DHCP Enabled. . . . . . . . . . . : No
    IP Address. . . . . . . . . . . . : 222.200.55.24
    Subnet Mask . . . . . . . . . . . : 255.255.254.0
    Default Gateway . . . . . . . . . : 222.200.54.1
    DNS Servers . . . . . . . . . . . : 202.116.0.1
```

图 7-1　现实本机的 IP 地址设置

Ipconfig 是一个非常有用的工具，尤其当网络设置的是 DHCP 时，利用 Ipconfig 可让用户很方便地了解到 IP 地址的实际配置情况。如果在计算机上运行 "ipconfig /all/bach wq.txt"，运行结果可以保存在 wq.txt 文件（该文件名自定）中，打开该文本文件将会显示本机所有的网络配置信息。

3. 网络协议和 IP 地址

计算机接入网络的一个关键设置就是网络协议和 IP 地址。计算机和互联网通信使用的协议是 TCP/IP 协议，该协议需要用户在安装操作系统时进行必要的设置。

（1）IP 地址的概念

互联网上的所有主机都有一个唯一的地址——IP 地址。现在的 IP 地址分为 A、B、C、D、E 五类，一个 IP 地址用 32 位的二进制数字表示，通常被分为 4 段，每段 8 位（1 个字节），段与段字节用 "." 隔开。为了便于表达和识别，IP 地址常以十进制数形式来表示和书写，如 202.116.48.8。

（2）掩码的概念

掩码是将网络上不同网络的计算机进行区分，与 IP 地址一样也用 4 个点分十进制数表示，掩码的一些二进制位为 "1"，另一些二进制位为 "0"。"1" 对应的是网络号和子网号，"0" 对应的 IP 地址是主机号。通常我们使用的都是 C 类网络，对于同一个 C 类网络的所有计算机，其前三段的地址是相同的（表示网络地址），不同的是最后一位（表示主机地址），这时的掩码是 255.255.255.0。如 IP 地址 202.116.48.8 与掩码进行 "与" 运算后得到子网地址 202.116.48.0，将掩码的反码（将所有位取反，"1" 变 "0"，"0" 变 "1"），再和 IP 地址进行 "与" 运算，得出的则是主机地址 0.0.0.8。

（3）网关

网关是计算机访问其他网络的资源时转发数据包的网络设备。通常家庭网络中的网关一般是指路由器。

（4）域名的概念

域名服务（Domain Name Service，DNS）是 Internet 中最基础也是非常重要的一项服务。域名服务是帮助人们用字符来标识主机，并保证主机名和 IP 地址一一对应的网络服务。

域名通常按以下形式组成：主机名．子域名．域名。域名系统是一个分级的系统，由不同的域名层次组成，子域包含在域名中，主机包含在子域中。当用户访问某个主机的域名时，网络需要把这个域名映射为一个 IP 地址，计算机首先在本地 DNS 服务器中查找该域名，然后服务器将对应的 IP 地址发送给调用者，如果本地域名服务器的数据库列表中没有该域名，则将域名传到上一级的域名服务器。有了 IP 地址，程序就可以和目的方建立连接。因此，如果局域网中的计算机要访问网络资源，就会需要指定域名服务器。

4．资源共享

Windows 网络是一个对等网，每台计算机既可以访问网络上的资源，也可将自己的硬盘、打印机和文件夹等进行资源共享，让其他用户和计算机可以通过网络来访问。

三、实验内容和步骤

1．网络连通性测试

（1）用 Ipconfig 命令显示本计算机的 IP 地址。

在下列合适的位置记录结果：

Ethernet adapter 本地连接：

        Connection–specific DNS Suffix ．:

        IP Address． ． ． ． ． ． ． ． ． ． ．:

        Subnet Mask ． ． ． ． ． ． ． ． ． ． :

        Default Gateway ． ． ． ． ． ． ． ． :

该计算机的 IP 地址是：

子网掩码是：

该网络是一个   类子网

缺省网关是：

（2）用 Ping 命令测试本计算机与其他计算机的连通性。

命令：Ping 邻桌的计算机 IP 地址。

记录显示结果：并解释结果表示的含义。

（3）测试一个没有连接网络的计算机或该网络通路发生故障的计算机。

命令：Ping 202.116.53.3

记录显示结果：并解释结果表示的含义。

2．网络协议和 IP 地址的设置

在状态栏上选中"网络"图标，右击，选择"网络和共享中心"命令并打开窗口，选择"本地连接"，打开属性对话框，进行设置，如图 7–2 所示。

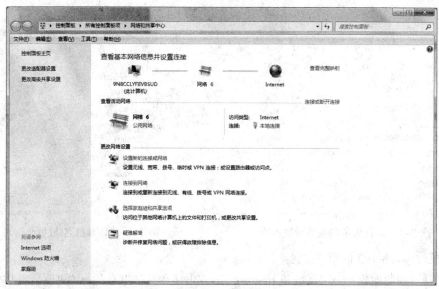

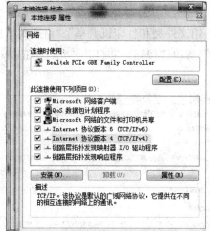
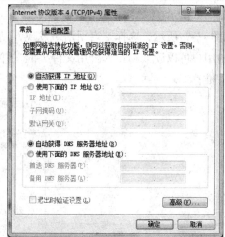

图 7-2　IP 属性设置

3．资源共享、文件夹共享和打印机共享。

要求：将计算机硬盘或文件夹共享给别人使用。

操作步骤：

（1）同步工作组。更改计算机的工作组，要保证联网的各计算机的工作组名称一致，才能共享成功。

① 右击"计算机"，在弹出菜单中选择"属性"命令，如图 7-3 所示。

② 计算机名称和组的设置面板如图 7-4 所示，如果需要更改，单击"更改设置"超链接，弹出图 7-5 所示的对话框，可以更改计算机的名称和组名。注意：组名称需要和其他共享计算机的组名称一致。

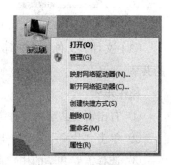

图 7-3　右键菜单

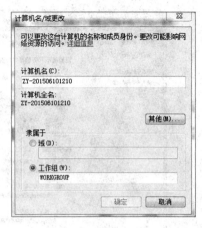

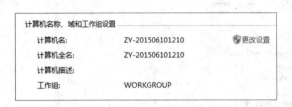

图 7-4　计算机名和组的设置面板　　　　　图 7-5　"计算机名/域更改"对话框

（2）更改 Windows 7 的相关设置。

① 选择"控制面板"→"网络和 Internet"→"网络和共享中心"→"更改高级共享设置"命令，如图 7-6 所示。

② 如图 7-7 所示，选择"启用网络发现""启用文件夹和打印机共享""启用共享以便可以访问网络的用户可以读取和写入公用文件夹的文件"等单选按钮，并打开"允许 Windows 管理家庭组连接（推荐）"。

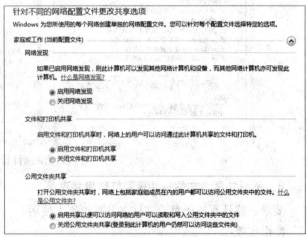

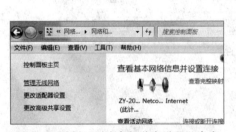

图 7-6　选择"更改高级共享设置"命令　　　　　图 7-7　共享设置

（3）文件、文件夹、打印机共享设置。当以上设置完成后就可以开始文件、文件夹、打印机的共享。

操作步骤：

① 右击需要共享的文件夹，选择"属性"命令，如图 7-8 和图 7-9 所示。

② 单击"共享"按钮，显示文件共享用户和权限选择，如图 7-10 所示。

③ 选择需要共享的用户名称和权限，如果需要增加若干个用户，可以通过输入用户名或查找添加用户。

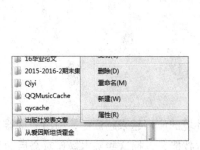

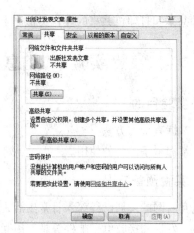

图 7-8　右键菜单　　　　　　　　　　　　　图 7-9　属性对话框

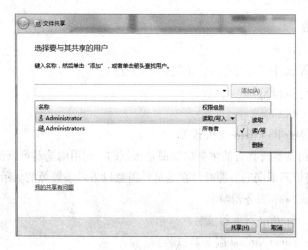

图 7-10　"文件共享"对话框

在图 7-9 所示的"安全"选项卡会出现用户的权限管理，可管理的权限项目见图 7-11，选择合适的权限即可。

共享后的文件夹会显示一个锁的图案在文件夹旁，如图 7-12 所示。

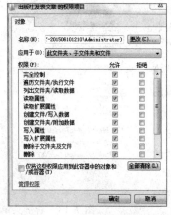

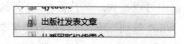

图 7-11　共享权限管理　　　　　　　　　　图 7-12　共享文件夹的标识

文件共享和打印机共享的操作类似以上操作。

实验 2　信息查询与电子邮件使用

一、实验目的

（1）掌握查询的方法。

（2）掌握电子邮件的使用。

二、实验预备知识

随着互联网的发展已经深入日常生活，Web 网络环境的应用越来越广泛，利用浏览器查找新闻和信息，发送和接收电子邮件等是使用互联网的基本技能，掌握这些基本操作对今后的学习是非常重要的。

1．浏览器的使用

（1）浏览器软件的使用

现在使用的浏览器软件产品有很多，主要的产品有：

- 微软公司的 Internet Explore。
- Google 公司的 Chrome。
- Mozilla 基金会 Mozilla Firefox（火狐）。

无论哪种产品的浏览器所具有的主要功能都是相似的，利用浏览器可以访问的资源有 HTTP、FTP、TELNET 等，当访问不同的资源时，在地址栏需要以表示该资源的标示开始，如：

- Web 资源：http://web 服务器域名。
- 文件传输资源：ftp://ftp 服务器域名。
- 远程终端访问：telnet://telnet 服务器域名。

（2）浏览器设置

对浏览器进行一些基本设置的调整，可方便操作，加快访问资源的速度。

主页：当浏览器启动运行时，自动打开的网页就是根据主页设置的地址打开的。用户还可以选择使用当前页、默认页或者空白页来更改起始主页。通常选择自己常用的主页为起始页。

收藏：对于常用的或者喜欢的网站可以使用右键菜单的"添加到收藏夹"命令，如图 7-13 所示，当需要访问以前收藏的网页时，访问收藏夹即可。

历史记录参数设置：该文件夹包含已访问过的网页链接，以便迅速找到曾经访问过的网页，这些网页的链接在地址栏的下拉列表框中可以找到。默认保存 20 天的记录。

在"Internet 选项"菜单可以进行更复杂的设置，特别是"高级"选项卡的设置，这里仅对多媒体部分的设置做简单的阐述。

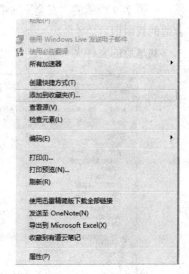

图 7-13　右键菜单

在多媒体的设置中，可以选择网页是否调用多媒体信息，如果仅对文字感兴趣，应该将该设置中的"播放网页"中的动画、声音、视频、图像等多媒体选项中的选择去掉，这将加快访问网页的速度，因为多媒体信息的信息量远远大于文字的信息量。

（3）信息搜索与搜索引擎

专门提供信息检索功能的服务器称为搜索引擎。它们通过软件自动搜索网络上的各种服务器，建立一个庞大的数据库供用户搜索使用。有很多网站都提供搜索服务，如：百度（http://www.baidu.com）、Google（http://www.google.com.hk）、天网（http://e.pku.edu.cn）。

进入提供搜索服务的网站页面，用户通常是按关键字进行搜索或按分类进行搜索。分类搜索是按照要查询信息的分类，逐步找到相应的分类链接，找到要查询的信息。对于输入关键字的搜索，主要有以下两种逻辑操作：

"与"操作：输入"A&B""A 与 B""A　B""A,B"等，查询的结果是既包含 A 也包含 B 查询词的页面。

"或"操作，输入"A|B"，查询的结果是至少包含 A 和 B 中一个查询词的页面。

例如，http://www.haokan123.com，是既有分类查询又有按关键字查询的网站。

2．电子邮件的应用

电子邮件实际上是在网络上有很多的邮件服务器，这些服务器负责转发、接收、保存电子邮件，需要使用电子邮件的用户首先要申请电子邮件账户，有很多网站都提供电子邮件服务，而且是免费的，申请电子邮件账户的方法很简单，如访问 http://mail.163.com，按提示输入自己的资料即可申请。

用户接收电子邮件，实际上是到注册的邮件服务器上，从开设的电子信箱去取邮件，发邮件也是由该服务器将邮件转发到其他的邮件服务器，接收邮件使用 POP3 协议，发送邮件使用 SMTP 协议。收发电子邮件的方式主要有 3 种：Web 方式、客户端软件（POP）方式、命令方式。这里主要介绍前两种方式。

（1）Web 方式

使用浏览器收发电子邮件是现在用得较多的方法，该方法的优点是直观、方便，无须进行任何设置，只要登录相应的网站，输入自己的账户和密码即可，但必须在线收发，对使用计时网络的用户将增加成本。

（2）使用客户端方式收发电子邮件

使用专门的收发电子邮件的客户端软件是常用的方法之一，可以使用支持 POP 协议的客户端软件（OutlookExpress 和 Foxmail 等软件）来收发电子邮件。使用这种方式收发邮件快速、方便、直观，可以离线操作。

三、实验内容和步骤

1．浏览器的设置和使用

（1）打开"Internet 选项"对话框，选择"常规"选项卡，将主页设置成 http://www.gyctcm.edu.cn/，修改临时文件夹大小和位置，如图 7-14 所示。

（2）选择"连接"选项卡，设置拨号代理和局域网代理服务器，如图 7-15 和图 7-16 所示。

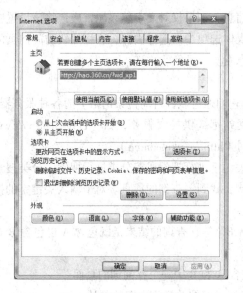

图 7-14 "常规"选项卡   图 7-15 "连接"选项卡

（3）选择"高级"选项卡，设置多媒体选项，使网络访问文字信息更快，如图 7-17 所示。

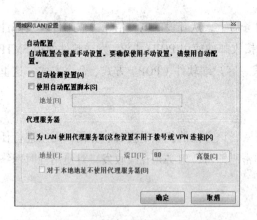

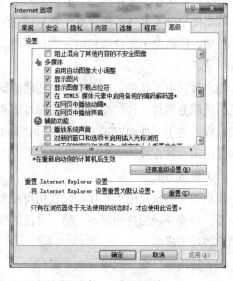

图 7-16 代理服务器的设置   图 7-17 "高级"选项卡

2. 电子邮件使用

使用 Web 方式收发电子邮件，并申请一个新的电子邮件信箱。

（1）到 http://email.163.com 或其他服务站点申请一个电子邮件账户，或使用已有账户。

（2）在如图 7-18 所示的"用户名"和"密码"输入框中输入用户名和密码。

（3）单击收件箱，显示信箱中的邮件。

（4）单击邮件，显示邮件内容。

（5）单击附件，下载或打开附件中的文件。

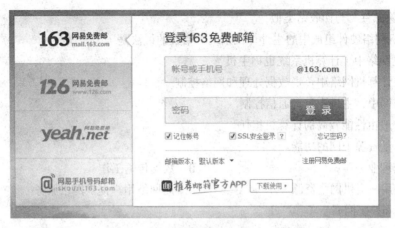

图 7-18　Web 方式登录电子邮箱

习　　题

一、选择题

1. 下列关于计算机网络拓扑结构的说法，错误的是（　　　）。

　　A. 计算机网络拓扑结构是网络中通信线路和结点的几何结构

　　B. 计算机网络拓扑结构可以表示整个网络的结构外貌

　　C. 计算机网络拓扑结构没有反映出网络中各个实体之间的关系

　　D. 计算机网络拓扑结构影响整个网络的可靠性

2. TCP/IP 协议是通过（　　　）网络的大量实验规定并实现的。

　　A. ESnet　　　　　　　B. ARPAnet　　　　　　C. NSFnet　　　　　　D. NSInet

3. 如果要通过键盘使用异地的计算机，所需的协议是（　　　）。

　　A. Telnet　　　　　　　B. FTP　　　　　　　　C. BBS　　　　　　　D. WAIS

4. （　　　）不是通信子网的功能。

　　A. 数据传输　　　　　B. 数据转接　　　　　C. 数据采集　　　　　D. 数据交换

5. 一般情况下，校园网属于（　　　）。

　　A. LAN　　　　　　　B. WAN　　　　　　　C. MAN　　　　　　　D. GAN

6. 下列关于 Internet 的说法，不正确的是（　　　）。

　　A. Internet 是目前世界上覆盖面最广、最成功的国际计算机网络

　　B. Internet 的中文名称是"因特网"

　　C. Internet 是一个物理网络

　　D. Internet 在中国曾经有多个不同的名字

7. 关于 Outlook Express 的说法错误的是（　　　）。

　　A. 利用 Outlook Express 可以阅读电子邮件和新闻

　　B. 可以将"已删除邮件"中的邮件移动到其他地方

　　C. 发送邮件时，"主题"必须填写

    D. "已删除邮件"与回收站类似

8. 关于计算机网络硬件组成中的主计算机系统，错误的说法是（　　　）。

    A. 计算机网络中主计算机系统也称主机

    B. 主机在计算机网络中负责数据处理和网络控制

    C. 在局域网中，主机不负责通信控制

    D. 主机一般由性能较高的计算机担任

9. （　　　）不是资源子网的功能。

    A. 数据处理业务   B. 数据传输工作

    C. 向网络用户提供网络资源   D. 向网络用户提供网络服务

10. 中国教育和科研网属于（　　　）。

    A. LAN   B. WAN   C. GAN   D. MAN

11. 下列关于 Internet 发展的说法，不正确的是（　　　）。

    A. 1982 年产生了以原来的 ARPAnet 为主干的 Internet

    B. NSFnet 在 20 世纪 80 年代末到 90 年代初成为事实上的美国国家计算机网

    C. NSFnet 在 20 世纪 90 年代初成为一个全球范围的计算机网络

    D. Internet 新的主干网是 NSInet

12. 目前大量使用的 IP 地中，（　　　）地址的网络个数最多。

    A. A 类   B. B 类   C. C 类   D. E 类

13. 关于广域网的说法，不正确的是（　　　）。

    A. 数据传输率较低   B. 传输错误率较高

    C. 布局不规则   D. 常常需要铺设自己的通信线路

14. 目前大量使用的 IP 地中，（　　　）地址的每一个网络的主机个数最多。

    A. E 类   B. D 类   C. B 类   D. A 类

15. 在局域网和 Internet 的连接中不需要的是（　　　）。

    A. 解压卡   B. Modem   C. 网卡   D. 电话线

16. 下列关于局域网的说法，不正确的是（　　　）。

    A. 局域网中的主机称为服务器   B. 局域网中的终端称为工作站

    C. 局域网的数据传输率较高   D. 局域网的建设费用通常较高

17. 下列关于 Web 的说法不正确的是（　　　）。

    A. Web 提供用 Java 编写的超文本

    B. Web 浏览器和 Web 服务器之间使用 HTTP 协议进行通信

    C. 客户端用 Web 浏览器获取超文本信息

    D. Internet Explorer 是目前广泛使用的浏览器之一

18. 主机的 IP 地址和主机的域名的关系是（　　　）。

    A. 两者完全是一回事   B. 必须一一对应

    C. 一个 IP 地址可对应多个域名   D. 一个域名可对应多个 IP 地址

19. 有关 Microsoft Internet Explorer 的说法不正确的是（　　　）。

    A. Microsoft Internet Explorer 是微软公司的产品

  B. Microsoft Internet Explorer 具有多媒体功能

  C. Microsoft Internet Explorer 支持 Java 程序

  D. Microsoft Internet Explorer 不能访问 FTP 站点

20. 下列 IP 地址中，属于 C 类的是（ ）。

  A. 202.194.145.66 B. 130.10.10.10 C. 114.20.20.10 D. 226.1.1.1

21. 下列关于电子邮件的说法错误的是（ ）。

  A. 可以在脱机工作时撰写邮件   B. 可以在脱机工作时阅读邮件

  C. 可以在脱机工作时下载邮件   D. 可以在脱机工作时删除邮件

22. 计算机网络协议是为保证准确通信而制定的一组（ ）。

  A. 用户操作规范 B. 硬件电气规范 C. 规则或约定 D. 程序设计语法

23. 支持 Internet 服务的协议是（ ）。

  A. IPX/SPX   B. NetBEUI   C. TCP/IP   D. CSMA/CD

24. 网络主机的 IPv4 地址由一个（ ）的二进制数字组成。

  A. 8 位   B. 16 位   C. 32 位   D. 64 位

25. 从 www.cernet.edu.cn 可以看出它是（ ）。

  A. 中国的一个政府组织站点   B. 中国的一个商业组织的站点

  C. 中国的一个军事部门站点   D. 中国的一个教育机构的站点

26. OSI/RM 协议模型将计算机网络体系结构的通信协议规定为（ ）。

  A. 5 层   B. 7 层   C. 3 层   D. 6 层

27. 电子邮件服务器采用的通信协议是（ ）。

  A. FTP   B. HTTP   C. SMTP   D. TELNET

28. 计算机网络系统中的每台计算机都是（ ）。

  A. 相互控制的 B. 相互制约的 C. 各自独立的 D. 毫无联系的

29. 在访问某 WWW 站点时，由于某些原因造成网页未完整显示，可通过单击（ ）按钮重新传输。

  A. 主页   B. 停止   C. 刷新   D. 收藏

30. TCP 的中文含义是（ ）。

  A. 信息协议 B. 内部协议 C. 传输控制协议 D. 网络互连协议

二、判断题

1. 计算机网络是计算机技术和通信技术的结合。   （ ）

2. 局域网的特点是高传输速率和低误码率。   （ ）

3. WWW 是目前 Internet 上使用最广泛的一种服务，常使用的协议是 FTP。 （ ）

4. 在 Internet 网上，带 edu 域名的网址一般为政府部门。   （ ）

5. 若网络形状是由站点和连接站点的链路组成的一个闭合环，则称这种拓扑结构为星形拓扑。

                       （ ）

6. 没有全为 0 的 IP 地址。   （ ）

7. 在 Internet 中，主机一般都是通过网络地址来进行寻址的。   （ ）

8. 在我国现有的四大主干网络中，被称为公用计算机互联网的是 ChinaNet。 （　　）

9. 电子邮件是 Internet 最早的服务之一，主要使用 SMTP/POP3 协议。 （　　）

10. Internet 中 DNS 主要用于合法验证。 （　　）

11. 同时向多人发送电子邮件时，邮箱名称之间一般采用分号间隔。 （　　）

12. IP 地址可以用十进制形式表示，但不能用二进制数表示。 （　　）

13. 主要通过计算机网络与通信技术，人类实现了世界范围的信息资源共享，世界变成
了一个"地球村"。 （　　）

14. 参与互联网通信的计算机必须有一个唯一的 IP 地址，且通信双方要知道对方的 IP
地址。 （　　）

15. 一座大厦内的计算机相互连接成网络属于 WAN。 （　　）

三、问答题

1. 什么是计算机网络？计算机网络的功能有哪些？

2. 计算机网络的发展历经了哪几个阶段？各阶段的特点是什么？

3. OSI 参考模型层次结构的七层名称是什么？各层的功能是什么？

4. 计算机网络的拓扑结构主要有几种？各自的优缺点是什么？

5. 按网络覆盖范围，计算机网络可分为哪几类？各自主要的特征是什么？

6. 网络协议的三个要素是什么？

7. 什么是 TCP/IP 协议？主要功能是什么？

8. 什么是 IP 地址？它通常分为几种类型？

9. TCP/IP 参考模型由哪几层构成？它们各自有什么主要功能？

10. IP 地址等于域名，这种说法对吗？为什么？

11. Internet 上提供了哪些主要服务？

12. 简述常见的 Internet 接入方式。

第8章 软件基础技术

实验 1　简单程序仿真实验

一、实验目的

（1）了解程序设计语言的发展和分类。

（2）了解程序设计的一般过程、方法。

（3）理解结构化程序设计的思想和方法。

（4）理解低级语言面向机器的特点、高级语言实现简单的特点。

二、实验知识点

　　程序设计就是使用某种程序设计语言编写程序代码来驱动计算机完成特定功能的过程。程序设计语言的发展经历了机器语言→汇编语言→高级语言→4GL 四个发展阶段。

　　第一代语言是机器语言，是与硬件操作一一对应的语言。机器语言是用二进制表示的、针对处理器的机器指令的集合，是计算机能直接识别和执行的语言，是执行速度最快的语言。机器语言全部由 "0" 和 "1" 代码组成，难编程难记忆。

　　汇编语言是一种用助记符表示的面向机器的语言，又称符号语言。汇编语言采用与代码指令实际含义相近的英文缩写词、字母和符号来取代机器指令代码，汇编语言指令与机器语言指令是一一对应的。机器语言和汇编语言都是面向机器的语言，针对不同处理器进行编程，编程依赖于机器的结构，其指令系统随机器而异，难学难用。机器语言和汇编语言都属于低级语言。

　　高级语言是与人类自然语言相接近的易学易用的语言。用高级语言编写的程序需要翻译成机器语言程序才能执行。高级语言和汇编语言编写同样的程序，用高级语言书写的程序可比用汇编写出的程序缩短 3～7 倍。高级语言主要有以下两种类别：按照语言处理程序可分为编译型语言和解释型语言；按照语义基础可分为命令式语言、函数式语言和逻辑型语言等。

　　结构化程序设计具有顺序、选择和循环 3 种基本结构。结构化程序设计方法的基本原则是自顶向下、逐步求精、模块化和限制使用 goto 语句。高级语言如 C、BASIC 等属于结构化程序设计语言。

　　实验相关参考知识：

　　（1）汇编语言编程简介。使用汇编语言编写运行程序，需要建立汇编语言的工作环境，可利用汇编语言安装软件包工具安装。运行汇编程序至少需要在磁盘上建立以下文件：ASM.EXE、LIKE.EXE、EXE2BIN.EXE、DEBUG.COM、EDLIN.COM、WS.COM、WSMSGS.OVR、WSOVLYI.OVR。

运行汇编程序的步骤有四步。

① 用编辑程序建立 ASM 源文件（可用文本编辑器如 Windows 的记事本来编辑 ASM 文件）。

② 用 ASM 程序把 ASM 文件转换成 OBJ 文件。

③ 用 LINK 程序把 OBJ 文件转换成 EXE 文件。

④ 用 DOS 命令直接输入文件名即可执行该程序。

（2）EMU8086 简介。本实验中用 EMU8086 仿真软件来模拟汇编语言的运行。EMU8086 不提供真正的汇编程序运行环境，它是一个集源代码编辑器，汇编/反汇编工具以及可以运行 debug 的模拟器（虚拟机器）于一身的软件模拟工具。它能够编译汇编语言源代码，并在模拟器上一步一步地执行，在执行程序的同时，可观察寄存器、标志位和内存、算术和逻辑运算单元（ALU）显示中央处理器内部的工作情况。它能生成任何能兼容 8086 机器语言的代码（本实验中 EMU8086 为英文版）。

三、实验内容和步骤

（1）在计算机屏幕上显示 "you are health! Congratulations !" 这一行英文字。使用 EMU8086 仿真软件，用示例汇编语言程序，仿真运行显示。

操作步骤：

① 选择 "附件" → "记事本" 命令。

② 使用 "记事本" 文本编辑器编辑 ASM 程序，在文本区输入以下程序代码（中文部分为程序注释部份，即程序说明，不属于程序代码，可以不输入）：

```
data segment
    s1 db "you are health!"
    s2 db "Congratulations!  "
    pkey db "press any key to exit...$"
ends                    ; 此部分为数据字符串定义

stack segment
    dw 128 dup(0)
ends                    ; 预留存储空间
code segment

start:                  ;加载代码段
    mov ax,data         ;给 AX 寄存器送值
    mov ds,ax
    mov es,ax

    lea dx,s1           ; 赋值字符串地址
    mov ah,9            ; 屏幕上输出 ds:dx 中的字符串
    int 21h

    mov ah,1            ; 等待输入任意键
    int 21h

    mov ax,4c00h        ;按任意键后，退出程序屏幕窗口
    int 21h
ends
end start ;
```

③ 把程序保存为 test1.ASM 的源程序文件。

④ 启动 EMU8086 软件。选择 Open→test1.ASM 命令。

⑤ 在工具栏中找到执行编译的按钮 compile，如图 8-1 所示（"编译"步骤进行程序的编译，检查程序语法，如程序正确，则生成执行程序等，需保存生成的文件）。

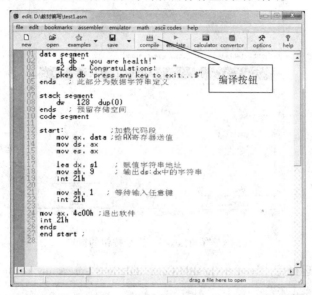

图 8-1　打开源程序

⑥ 单击编译按钮 compile 运行程序，编译正确通过后，生成 .exe 文件，此步骤将该文件保存为"test1.exe"文件，如图 8-2 所示。

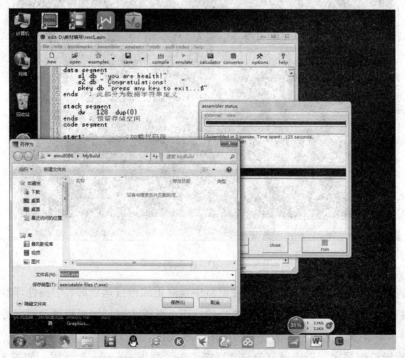

图 8-2　保存 test1.exe 文件

⑦ 在弹出的 assembler status 窗口中单击 run 按钮运行已保存的 test1.exe 文件,如图 8-3 所示。

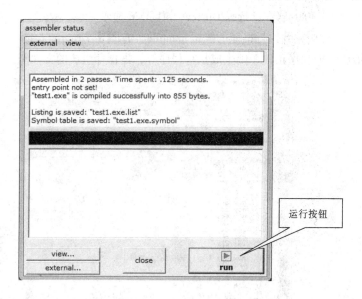

图 8-3 "test1.exe" 运行按钮的窗口

⑧ test1.exe 成功运行后,"you are health! Congratulations ! press any key to exit"这一行字符会显示在屏幕上,如图 8-4 所示。

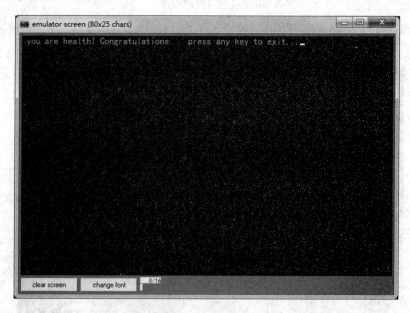

图 8-4 test1.exe 运行结果

⑨ 与此同时,观察窗口同时出现,可在窗口中观察汇编语言运行时,中央处理器内部的工作情况,可观察 AX、BX、CX 等寄存器和标志位的状态,可逐步模拟调试程序,观察每一条汇编语言指令运行时,寄存器、标志位等的变化,如图 8-5 所示。

⑩ 按任意键结束程序,退出屏幕窗口,字符消失,弹出 message 对话框,如图 8-6 所示。

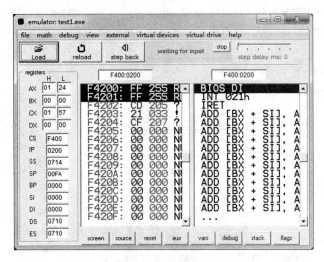

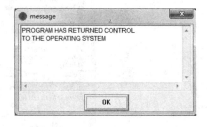

图 8-5　可观察 CPU、内存等的工作情况　　　　　　图 8-6　message 对话框

（2）C 语言编程，在计算机屏幕上显示"you are health! Congratulations !"这一行英文字。用以下 C 语言示例程序实现（本实验用 Visual C++ 6.0 软件编程实现）。

操作步骤：

① 启动安装好的 Visual C++ 6.0 软件，选择"文件"→"新建"命令，如图 8-7 所示。

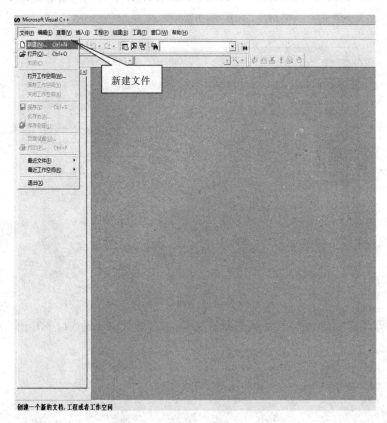

图 8-7　VC++6.0 新建文件

② 在弹出的对话框中，选择"工程"中的 Win32 Console Application 选项，然后添加工程名称、更改存储位置，单击"确定"→"完成"→"确定"完成，如图 8-8 所示。

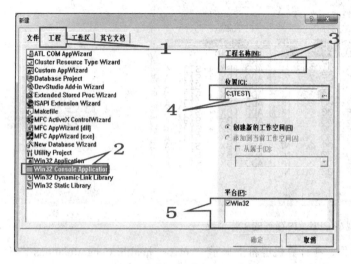

图 8-8　修改程序保存位置

③ 选择"文件"→"新建"命令，然后在弹出的对话框中选择"文件"中的 C++ Source FIie 选项，然后输入新建的文件名，本实验中输入文件名为 test2.c，最后单击确定（纯 C 语言，文件名后加上.c，不输入.c 就是 C++文件），如图 8-9 所示。

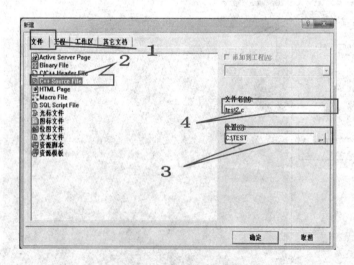

图 8-9　C 程序文件命名及保存

④ 接下来即可编写 C 语言程序。按照题目要求，在程序代码区输入以下 C 语言程序代码（中文字为注释部分）：

```
#include <conio.h>
#include <stdlib.h>
#include <stdio.h>
int main()
{
```

```
//以下程序代码实现和上例汇编语言程序相同的功能。
    printf("you are health! Congratulations!   press any key to exit\n");  //输出字符
    getch( );  //等待终端输入任意字符
    return 0;  //退出程序
}
```

⑤ 输入程序后，单击"编译"按钮检查程序是否正确，通过编译后，单击"!"按钮运行程序（见图 8-10），即可看到程序运行结果，与图 8-4 一致。

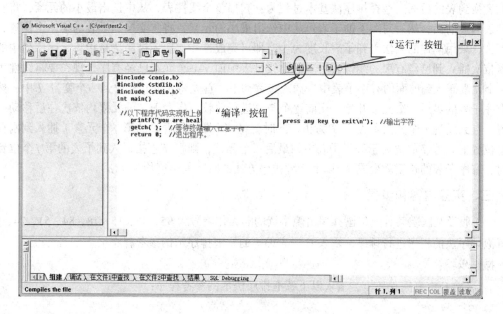

图 8-10 编译和运行程序

⑥ 按任意键退出屏幕显示程序。

实验 2 算法与数据结构

一、实验目的

（1）理解算法与数据结构的基本思想。

（2）掌握常用查找与排序方法。

二、实验知识点

算法就是规定解决某一特定类型问题的一系列运算的一组有穷的规则。程序则是某种计算机语言对算法的具体实现。可以用不同的计算机语言编写程序实现同一个算法，算法只有转换成程序才能在计算机上运行。数据结构是相互之间存在一种或多种特定关系的数据元素的集合。数据结构包括数据的逻辑结构和数据的物理结构（又称存储结构）。数据的逻辑结构是从具体问题抽象出来的数学模型；数据的存储结构是数据逻辑结构在计算机中的表示（又称映像）。算法和数据结构是决定程序质量的主要因素。

查找和排序是数据结构中常用到的操作。查找即是根据给定条件，确定一个其关键字和给定条件匹配的数据元素，若存在这样的一个数据元素，则称查找是成功的，否则查找不成功。顺序查找算法的时间复杂度为 $O(n)$。折半查找的时间复杂度是 $O(\log_2 n)$。排序是将一个无序序列排列成按值递增或递减的有序序列。内部排序的方法主要可分为插入排序、选择排序、交换排序、归并排序和基数排序等五类。冒泡排序法是通过相邻数据元素的比较交换逐步将线性表由无序变成有序的方法。以从小到大的顺序排列为例，冒泡排序法基本过程为：从表头开始往后扫描线性表，在扫描过程中逐次比较相邻两个元素的大小。若相邻两个元素中，前面的元素大于后面的元素，则将它们交换。每次扫描过程中，不断地将两相邻元素中的大者往后移动，最后将本次扫描中的最大者换到表的后面。选择排序法基本过程为：扫描整个线性表，从中选出最小的元素，将它交换到表的最前面；然后对剩下的子表再从中选出最小的元素，将它交换到子表的第一个位置，如此下去，采用同样的方法直到子表长度为 1 时即可完成排序。插入排序法是指将无序序列中的各元素依次插入到已经有序的线性表中。假设线性表中前 $j-1$ 个元素已经有序，现在要将线性表中第 j 个元素插入到前面的有序子表中，插入过程如下：首先将 j 个元素放到一个变量 T 中，然后从有序子表的最后一个元素开始，往前逐个与 T 进行比较，将大于 T 的元素均依次往后移动一个位置，直到发现一个元素不大于 T 为止，此时就将 T（即原线性表的第 j 个元素）插入到刚移出的空位置上。若 T 的值大于等于子表中的最后一个元素，则将 T 直接插入到子表的第 j 个位置。此时，有序子表的长度就变成 j。以上 3 种排序方法的时间复杂度均为 $O(n^2)$。

三、实验内容和步骤

（1）假设某医院某日上午已办理出院手续的病人住院号为 95、45、15、78、84、51、24、12，用冒泡排序法的程序进行排序（输入 C 语言编写的冒泡排序示例参考程序）。

操作步骤：

① 启动 C 语言编程环境，输入以下冒泡排序法示例参考程序：

```c
#include <stdio.h>
#define SIZE 8
 void bubble_sort(int a[],int n);
void bubble_sort(int a[],int n)    //冒泡排序法
{
    int i,j,temp;
    for(j=0; j<n-1; j++)
        for(i=0; i<n-1-j; i++)
        {
            if(a[i]>a[i+1])
            {
                temp=a[i];
                a[i]=a[i+1];
                a[i+1]=temp;
            }
        }
}
int main()
{
    int number[SIZE]={95,45,15,78,84,51,24,12};
    int i;
    bubble_sort(number,SIZE);
    for (i=0; i<SIZE; i++)
    {
```

```
        printf("%d",number[i]);      //输出已排好序的序列
    }
    printf("\n");
}
```

② 编译程序通过后，即可看到程序运行结果。

（2）假设某医院某日上午已办理出院手续的病人住院号为 95、45、15、78、84、51、24、12，用选择排序法的程序进行排序（输入 C 语言编写的选择排序示例参考程序）。

操作步骤：

① 如上述实验所示，启动 C 语言编程环境，输入以下选择排序法示例参考程序：

```
#include <stdio.h>
#include <math.h>
#define SIZE 8
#define SWAP(x,y,t)   ((t)=(x),(x)=(y),(y)=(t))
void sort(int[],int);
void main(void)
{
    int i,n;
    int list[SIZE]={95,45,15,78,84,51,24,12};
    n=8;
    sort(list,n);
    printf("\n Sorted array:\n");
    for(i=0; i<n; i++)              //输出已排好序的序列
    printf("%d ", list[i]);
    printf("\n");
}
 void sort(int list[],int n)          //选择排序法
{
    int i,j,min,temp;
    for(i=0; i<n-1;i++){
        min=i;
        for(j=i+1;j<n;j++)
        if(list[j]<list[min])
            min=j;
        SWAP(list[i],list[min],temp);
    }
}
```

② 编译程序通过后，即可看到程序运行结果。

（3）假设某医院某日上午已办理出院手续的病人住院号为 95、45、15、78、84、51、24、12，用插入排序法的程序进行排序（输入 C 语言编写的插入排序示例参考程序）。

操作步骤：

① 如上述实验所示，启动 C 语言编程环境，输入以下插入排序法示例参考程序：

```
#include <stdio.h>
#define MAX 8
int main(void)
{
```

```
        int a[MAX]={95,45,15,78,84,51,24,12};
        int i;
        void insert(int*a,int n);         //函数声明
        insert(a,MAX);
        printf("after:\n");
        for(i=0;i<8;i++)
        {
            printf("%d ",a[i]);
        }
        printf("\n");
        return 0;
    }
    void insert(int *a,int n)          //* 插入排序法*
    {
        int i,j,key;
        for(i=1;i<n;i++)               //控制需要插入的元素
        {
            key=a[i];                  //key为要插入的元素
            for(j=i;j>0 && a[j-1]>key;j--)  //查找要插入的位置,循环结束,则找到插入位置
            {
                a[j]=a[j-1];           //移动元素的位置.供要插入元素使用
            }
            a[j]=key;                  //插入需要插入的元素
        }
    }
```

② 编译程序通过后，即可看到程序运行结果。

习　题

一、选择题

1. 下列有关二叉树的说法中，正确的是（　　　）。

   A. 任何一棵二叉树中至少有一个结点的度为 2

   B. 二叉树的度为 2

   C. 度为 0 的树是一棵二叉树

   D. 二叉树中任何一个结点的度都为 2

2. 二分法查找一个具有 n 个元素的有序表，其时间复杂度为（　　　）。

   A. $O(n)$　　　　　B. $O(n\log_2 n)$　　　　　C. $O(\log_2 n)$　　　　　D. $O(n^2)$

3. 设有一个已按各元素的值排好序的线性表，长度大于 2，对给定的值 k，分别用顺序查找法和二分查找法查找一个与 k 值相同的元素，比较的次数分别为 s 和 b。在查找成功的情况下，正确的 s 和 b 的关系是（　　　）。

   A. 总有 s=b　　　　B. 总有 s>b　　　　C. 总有 s<b　　　　D. 与 k 值有关

4. 已知一个有序表（14,21,27,39,48,57,66,78,88,96,105），用二分法（折半法）查找值为 44 的元素时，经过（　　　）次比较后查找成功。

   A. 1　　　　　　　　B. 2　　　　　　　　C. 3　　　　　　　　D. 4

5. 已知 10 个数据元素为（55,29,17,35,74,63,96,61,27,44），对该数列按从小到大排序，经过一次冒泡排序后的序列为（　　　）。

　　A. 17,29,35,55,74,63,61,27,44,96

　　B. 29,17,35,55,63,74,61,27,44,96

　　C. 29,17,35,55,63,61,74,27,44,96

　　D. 17,29,35,55,63,61,74,27,44,96

6. 在一棵具有 4 层的满二叉树中，结点总数为（　　　）。

　　A. 14　　　　　　　　B. 15　　　　　　　　C. 17　　　　　　　　D. 16

7. 在软件危机中表现出来的软件质量差的问题，原因是（　　　）。

　　A. 软件研发人员素质低

　　B. 软件研发人员不愿遵守软件质量标准

　　C. 用户经常干预软件系统的研发工作

　　D. 没有软件质量标准

8. 算法的时间复杂度是指（　　　）。

　　A. 执行算法程序所需时间

　　B. 算法程序的长度

　　C. 算法执行过程中所需要的基本运算次数

　　D. 算法程序中的指令条数

9. 算法的空间复杂度是指（　　　）。

　　A. 算法程序的长度执行算法程序所需时间

　　B. 算法程序中的指令条数

　　C. 算法程序所占的存储空间

　　D. 算法执行过程中所需要的存储空间

10. 数据的存储结构是指（　　　）。

　　A. 数据所占的存储空间

　　B. 数据的逻辑结构在计算机中的表示

　　C. 数据在计算机中的顺序存储方式

　　D. 存储在外存中的数据

11. 结构化程序设计主要强调的是（　　　）。

　　A. 程序的规模　　　　　　　　　　　　B. 程序的易读性

　　C. 程序的执行效率　　　　　　　　　　D. 程序的可移植性

12. 在面向对象方法中，一个对象请求另一个对象为其服务的方式是通过发送（　　　）。

　　A. 调用语句　　　　B. 命令　　　　C. 消息　　　　D. 密码

13. 下列叙述正确的是（　　　）。

　　A. 顺序存储结构的存储空间一定是连续的，链式存储结构的存储空间不一定是连续的

　　B. 顺序存储结构只针对线性结构，链式存储结构只针对非线性结构

　　C. 顺序存储结构可以存储有序表，链式存储结构不能存储有序表

　　D. 链式存储结构比顺序存储结构节省存储空间

14. 算法的有穷性是指（　　　）。

    A. 算法程序的运行时间是有限的　　　　　B. 算法程序所处理的数据是有限的

    C. 算法程序的长度是有限的　　　　　　　D. 算法只能被有限的用户使用

15. 冒泡排序在最坏的情况下的比较次数是（　　　）。

    A. $n(n+1)/2$　　　　　　B. $n\log_2 n$　　　　　　C. $n(n-1)/2$　　　　　　D. $n/2$

16. 一棵二叉树共有 70 个叶子结点与 80 个度为 1 的结点，则该二叉树的总结点数为（　　　）。

    A. 219　　　　　　　B. 221　　　　　　　C. 229　　　　　　　D. 231

17. 下列叙述中正确的是（　　　）。

    A. 一个算法的空间复杂度大，则其时间复杂度也必定大

    B. 一个算法的空间复杂度大，则其时间复杂度也必定小

    C. 一个算法的时间复杂度大，则其空间复杂度也必定小

    D. 上述三种说法都不对

18. 下列叙述中正确的是（　　　）。

    A. 线性链表是线性表的链式存储结构　　　B. 栈与队列是非线性结构

    C. 双向链表是非线性结构　　　　　　　　D. 只有根结点的二叉树是线性结构

19. 在深度为 7 的二叉树中，叶子结点的个数为（　　　）。

    A. 32　　　　　　　　B. 31　　　　　　　C. 64　　　　　　　D. 63

20. 下列数据结构中，能用二分法进行查找的是（　　　）。

    A. 顺序存储的有序线性表　　　　　　　　B. 线性链表

    C. 二叉链表　　　　　　　　　　　　　　D. 有序线性链表

21. 下列叙述中正确的是（　　　）。

    A. 算法的效率只与问题的规模有关，而与数据的存储结构无关

    B. 算法的时间复杂度是指执行算法所需要的计算工作量

    C. 数据的逻辑结构与存储结构是一一对应的

    D. 算法的时间复杂度与空间复杂度一定相关

22. 下列对于线性链表的描述中正确的是（　　　）。

    A. 存储空间不一定是连续的，且各元素的存储顺序是任意的

    B. 存储空间不一定是连续的，且前件元素一定存储在后件元素的前面

    C. 存储空间必须连续，且前件元素一定存储在后件元素的前面

    D. 存储空间必须连续，且各元素的存储顺序是任意的

23. 结构化程序设计的基本原则不包括（　　　）。

    A. 多态性　　　　　　B. 自顶向下　　　　　C. 模块化　　　　　D. 逐步求精

24. 软件是指（　　　）。

    A. 程序　　　　　　　　　　　　　　　　B. 程序和文档

    C. 算法加数据结构　　　　　　　　　　　D. 程序、数据与相关文档的完整集合

25. 在面向对象方法中，实现信息隐蔽是依靠（　　　）。

    A. 对象的继承　　　　　　　　　　　　　B. 对象的多态

    C. 对象的封装　　　　　　　　　　　　　D. 对象的分类

26. 下列叙述中正确的是（　　　）。

    A. 程序执行的效率与数据的存储结构密切相关

    B. 程序执行的效率只取决于程序的控制结构

    C. 程序执行的效率只取决于所处理的数据量

    D. 以上三种说法都不对

27. 下列叙述中正确的是（　　　）。

    A. 程序就是软件

    B. 软件开发不受计算机系统的限制

    C. 软件即是逻辑实体，又是物理实体

    D. 软件是程序、数据与相关文档的完整集合

28. 在长度为 64 的有序线性表中进行顺序查找，最坏情况下需要比较的次数是（　　　）。

    A. 63   B. 64   C. 6   D. 7

29. 若一棵二叉树具有 10 个度为 2 的结点，则该二叉树的度为 0 的结点个数有可能是（　　　）。

    A. 9   B. 10   C. 11   D. 12

30. 下面对对象概念描述错误的是（　　　）。

    A. 任何对象都必须有继承性   B. 对象是属性和方法的封装体

    C. 对象间的通信靠消息传递   D. 操作是对象的动态性属性

二、判断题

1. 面向对象的程序设计的基本做法是将数据及对数据的操作放在一起，作为一个相互依存、不可分割的整体来处理。（　　　）

2. 高级语言程序 C++ 是 C 语言的发展和扩充，它们都是结构化程序设计语言。（　　　）

3. 满二叉树是完全二叉树，而完全二叉树不一定是满二叉树。（　　　）

4. 深度为 k 的完全二叉树至少有 2^{k-1} 个结点。（　　　）

5. 机器语言和汇编语言都是面向机器的语言，都是低级语言。（　　　）

6. 在面向对象方法中，类的实例称为属性。（　　　）

7. 在面向对象方法中，类描述的是具有相似属性与操作的一组对象。（　　　）

8. 通常从正确性、易读性、强壮性、高效率四个方面评价算法的质量。（　　　）

9. 在深度为 7 的满二叉树中，度为 2 的结点个数为 64 个。（　　　）

10. 某二叉树中度为 2 的结点有 18 个，则该二叉树中有 19 个叶子结点。（　　　）

11. 深度为 5 的满二叉树有 17 个叶子结点。（　　　）

12. 算法复杂度包括时间复杂度、空间复杂度和存储结构复杂度。（　　　）

13. 软件测试的目的是为了发现软件中的全部错误。（　　　）

14. Java 是结构化程序设计语言，不支持面向对象技术。（　　　）

15. 汇编语言指令和机器语言指令是一一对应的。（　　　）

三、问答题

1. 常用的程序设计语言有哪些？

2. 简述程序设计方法与风格。

3. 结构化程序设计的基本思想是什么？

4. 什么是软件？

5. 结构化程序设计有哪几种基本结构？各自是怎样实现的？试画出相应的结构图。

6. 面向对象程序设计语言有哪些？

7. 面向对象程序设计有哪些特点？

8. 软件与程序有什么区别？

9. 简述冒泡排序的基本过程。

10. 简述插入排序的基本过程。

习 题 一

一、选择题

1. A 2. B 3. B 4. C 5. D 6. B 7. C 8. D 9. C 10. B

11. B 12. A 13. B 14. C 15. C 16. C 17. D 18. B 19. A 20. D

21. C 22. B 23. D 24. B 25. A 26. B 27. C 28. B 29. B 30. D

31. B 32. D 33. A 34. A 35. C 36. A 37. B 38. B 39. A 40. D

二、判断题

1. × 2. × 3. √ 4. √ 5. √ 6. √ 7. × 8. √ 9. × 10. √

11. × 12. √ 13. √ 14. √ 15. × 16. × 17. × 18. √ 19. √ 20. √

21. √ 22. √ 23. √ 24. √ 25. × 26. √ 27. √ 28. √ 29. √ 30. √

三、问答题

略。

习 题 二

一、选择题

1. B 2. D 3. A 4. C 5. B 6. D 7. D 8. D 9. C 10. B

11. C 12. B 13. D 14. C 15. B 16. A 17. D 18. D 19. D 20. C

21. C 22. A 23. B 24. A 25. C 26. A 27. A 28. B 29. D 30. C

二、判断题

1. √ 2. × 3. × 4. × 5. × 6. × 7. √ 8. √ 9. × 10. √

11. √ 12. × 13. × 14. × 15. √ 16. × 17. × 18. √

三、问答题

略。

习 题 三

一、选择题

1. C   2. D   3. C   4. A   5. B   6. D   7. A   8. C   9. C   10. C
11. A   12. D   13. A   14. C   15. C   16. D   17. C   18. C   19. B   20. C

二、判断题

1. ×   2. √   3. √   4. ×   5. ×   6. √   7. ×   8. √   9. ×   10. ×

三、问答题

略。

习 题 四

一、选择题

1. A   2. C   3. C   4. B   5. B   6. B   7. D   8. A   9. A   10. C
11. B   12. A   13. D   14. C   15. B   16. A   17. B   18. D   19. D   20. B
21. C   22. C   23. C   24. A   25. D   26. D   27. D   28. D   29. D   30. A

二、判断题

1. ×   2. √   3. ×   4. √   5. ×   6. √   7. √   8. √   9. ×   10. √
11. ×   12. ×   13. ×   14. √   15. ×

三、问答题

略。

习 题 五

一、选择题

1. A   2. D   3. B   4. A   5. A   6. D   7. B   8. A   9. A   10. A
11. C   12. C   13. B   14. C   15. C   16. C   17. B   18. C   19. A   20. A
21. C   22. D   23. D   24. C   25. B   26. B   27. B   28. D   29. A   30. C

二、判断题

1. √   2. √   3. ×   4. √   5. √   6. ×   7. √   8. √   9. √   10. √
11. √   12. √   13. ×   14. ×   15. √

三、问答题

略。

习 题 六

一、选择题

1. C   2. A   3. B   4. C   5. B   6. D   7. D   8. C   9. B   10. A

11. A　12. C　13. C　14. A　15. C　16. C　17. B　18. C　19. B　20. C

二、判断题

1. ×　2. ×　3. ×　4. ×　5. ×　6. ×　7. ×　8. √　9. √　10. ×

11. √　12. ×　13. √　14. √　15. ×

三、问答题

略。

习　题　七

一、选择题

1. C　2. B　3. A　4. C　5. A　6. C　7. C　8. C　9. B　10. B

11. D　12. C　13. D　14. D　15. A　16. D　17. A　18. B　19. D　20. A

21. C　22. C　23. C　24. C　25. D　26. B　27. C　28. C　29. C　30. C

二、判断题

1. √　2. √　3. ×　4. ×　5. ×　6. ×　7. ×　8. √　9. √　10. ×

11. √　12. ×　13. √　14. √　15. ×

三、问答题

略。

习　题　八

一、选择题

1. C　2. C　3. D　4. C　5. B　6. B　7. D　8. C　9. D　10. B

11. B　12. C　13. A　14. A　15. C　16. A　17. D　18. A　19. C　20. A

21. B　22. D　23. A　24. D　25. C　26. A　27. D　28. B　29. C　30. A

二、判断题

1. √　2. ×　3. √　4. √　5. √　6. ×　7. √　8. √　9. ×　10. √

11. ×　12. ×　13. ×　14. ×　15. √

三、问答题

略。